살 빼기 최종보스 이우재 원장의
다이어트 필살기

🌿파톤치드

살 빼기 최종보스 이우재 원장의

다이어트
필살기

이우재 지음
웹툰 금단미인 디자인 팀

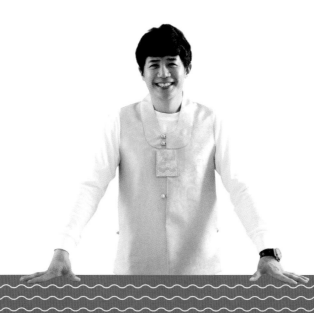

피톤치드

쉬운 다이어트, 행복한 다이어트

개원 5년 차에 꽤 많은 다이어트 고객을 상담하던 어느 무더운 여름 날이었다. 친구 사이라는 두 여성이 내원해서 상담을 진행했다. 함께 상담을 받고 싶다고 해서 같이 진행하기로 한 가운데 상담을 먼저 시 작한 여성이 물었다.

"저는 왜 물만 마셔도 살이 찔까요? 식욕도 거의 없거든요."

"위장에서 수분을 배출하는 능력이 많이 떨어진 상태에요. 위장이 건강해져서 제 기능을 다해야 살이 빠집니다."

두 번째로 상담하게 된 여성은 이렇게 말했다.

"저는 배탈이 자주 나요. 설사도 자주 하구요. 식욕도 엄청나요. 저도 위장이 안 좋아서 살이 찌는 거죠?"

"식적이 심한 상태로 보입니다. 위장도 좋지 않긴 한데 두 분이 조금 다릅니다."

똑같이 위장이 좋지 않은데 누구는 식욕이 없고, 누구는 식욕이 왕 성한 현상에 관해서 설명하려면 한의학 용어를 빌려올 수밖에 없었다. 가뜩이나 더운 여름날, 설명을 듣고 있던 두 여성이 꽤나 난감한 표정 을 지었다. 교수님들이 가르쳐주는 한의학 이론을 배울 때도 어려웠는데 상담 중에 일반인을 상대로 어려운 용어를 쉽게 풀어내려니 얼마나 어렵겠는가?

그날 이후 우리 몸에서 벌어지는 일을 쉽게 설명하고자 노력했다. 내가 열 개를 설명해도 듣는 사람이 한 개만 이해한다면 효율이 너무 떨어지는 셈이다. 그럴 바에야 적용할 수 있도록 아주 쉽게 두 개만 알려주자고 생각했다.

한의학은 어렵게 배우고자 하면 한없이 어려운 학문이다. 학생 때는 한자로만 되어 있는 책을 해석하느라 종일 끙끙대며 머리가 나쁜 탓이라고 푸념하기도 했다. 하지만 졸업할 즈음에는 생각이 바뀌었다.

'세상에 한의학처럼 쉽고 재미있는 학문이 또 어디 있을까?'

다이어트, 건강과 관련된 한의학의 어려운 이론과 용어를 쉽게 풀어서 설명하고자 노력했다. 더 많은 이들에게 친근하게 다가가고자 SNS를 시작했고 그 인기로 두 권의 책을 출간해서 베스트셀러 작가도 되었다.

이 책도 마찬가지다. 생활에서 활용할 수 있는 한의학을 쉽고 재미있게 알리고자 기획 단계에서부터 여러 가지 방법을 고민했다. 그래서 긴 글 읽는 게 지루한 독자를 위해 요즘 가장 인기 있는 장르인 만화를 활용했다. 또한 수많은 다이어트법 가운데 가장 따라하기 쉬운 핵심만을 담았다.

실생활에서 만날 수 있는 다이어트에 자주 실패하는 인물들이 등장해서 어떻게 하면 다이어트에 성공할 수 있는지 알려준다. 만화에는 세 명의 여성이 등장한다. 금단미인 디자인 팀의 세 사람을 모델로 삼았다.

김 작가: 간식을 끊지 못해서 고생하고 있다. 달달하고 짜고 자극적인 음식을 좋아한다. "원래 다이어트는 내일부터 아닌가요?"

전 작가: 빵을 사랑하는 빵순이. 탄수화물이라면 뭐든지 좋아하고 냉수를 자주 마신다. 항상 속이 더부룩해서 예민한 편이다.

황 작가: 작심삼일형 다이어터. 꾸준한 다이어트를 하지 못한다. 폭식을 자주 하고 급찐급빠 체질에 요요를 달고 산다.

선입견과 다르게 한의학은 쉽다. 세상에 돌아가는 이치와 꼭 맞아 들어가서 재미있고 다양하게 응용이 가능하다. 또 한의학은 지혜롭다. 한의학이 생활 속에서 쓰이면 건강을 지키기에 좋고 더 건강한 다이어트를 할 수 있다.

한의사 이우재가 알려주는 건강하고 쉬운 다이어트, 이 세계로 입장해보라. 요요 걱정 없는 행복한 다이어트를 할 수 있을 것이다. 다이어트에 거듭 실패하면서 좌절한 모든 다이어터들에게 이 책을 바친다.

2021년 여름
이우재

목차

다이어트 몸풀기
: 내 몸 제대로 알자

다이어트 필살기 1
: 건강한 식습관으로 날씬하게

다이어트 필살기 2
: 체온은 올리고 면역은 챙기고

다이어트 필살기 3
: 물 따로 밥 따로

다이어트 필살기 4

: 해독하고 효소 가까이하기

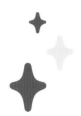

다이어트 몸풀기
: 내 몸 제대로 알자

내 몸은 어떤 유형?

다이어트가 필요한 몸을 표현할 때 우리가 쓰는 표현이 있다. '살이 쪘다', '배가 나왔다'라는 표현이 제일 흔하고 코로나 바이러스 때문에 운동량이 줄어서 '확찐자'가 됐다는 표현도 많이 쓴다. 그런데 정작 살이 쪘고 다이어트를 해야 한다고만 말하지, 내 몸이 어떤 유형인지 제대로 알고 있는 사람은 많지 않다.

다이어트에 성공하려면 지금 내 몸의 상태부터 파악하는 게 급선무다. 똑같이 살찌고 통통한 몸 같지만 사실은 그렇지 않다. 다이어트가 필요한 몸 중에도 유형이 있다. 살찐 몸의 유형을 알아보고 내가 어디에 속하는지 알아두길 바란다.

1. 양기가 부족한 기허형 비만

기허형은 배를 만져보면 알 수 있다. 배의 피부가 하얗고 잘 늘어나는 특징이 있다. 배를 흔들면 힘없이 흔들린다. 쉬운 말로 덜렁덜렁, 출렁거린다고 보면 된다. 이 체형은 물만 먹어도 살이 찌는 사람들에게 많이 나타난다. 워낙에 대사량이 적어서 살이 쉽게 찐다는 사실을 기억하자. 대사량이 적으면 많이 먹지 않아도 살이 찔 수 있다. 물론 기운도 없다.

이런 유형은 냉수를 피하고 뒤에 설명할 '물 따로 밥 따로' 법칙을 잘 지켜야 한다. 그리고 반드시 태양을 가까이 해야 한다. 햇볕을 가까이 해서 체질을 바꿔야만 건강해질 수 있다.

2. 근육이 많은 건강형 비만

한때 운동 좀 한 사람에게서 나타나는 체형이다. 복진(腹診)할 때 이들의 배를 만져보면 피부 탄력이 좋고 탄탄하다. 허벅지 근육도 좋다. 얼굴만 보면 체중이 많이 나가는 걸 짐작하기 어렵다. 그러나 배가 전체적으로 튀어나오고 한눈에 봐도 덩치가 좋다.

건강형 비만은 에너지를 순환시키는 게 관건이다. 땀을 최대한 많이 내서 모공으로 배출시키고 온몸에 에너지가 잘 돌게끔 순환시켜야 한다. 또 허벅지와 어깨처럼 근육이 많은 부위는 스트레칭을 잘해주어야 한다.

3. 식탐이 많은 폭식형 비만

흉곽, 즉 음식을 담는 통이 크다. 이 유형에 속하는 사람은 체해도 먹고 소화가 안 되는데도 음식을 입으로 넣는다. 여기에 물을 많이 마시거나 변비까지 심하면 고도비만이 되기 쉽다.

이 유형은 뜨거운 물을 이용한 단식으로 식탐을 줄여야 한다. 단식 중에 뜨거운 물을 마셔서 허기짐을 막는 것이다. 그래도 허기진다면 오전에 방탄커피를 마시자. 단식으로 위장의 사이즈부터 줄이고 볼 일이다.

4. 변이 쌓이는 숙변형 비만

숙변형은 항상 피곤하고 머리가 맑지 않다. 하복부는 빵빵하고 얼굴색도 좋지 않은데 숙변의 독소가 얼굴까지 올라오기 때문이다.

다이어트를 할 때 효소가 풍부한 자연 식단으로만 식사를 하거나 효소를 충분히 먹어야 한다. 또 음식이 침처럼 묽게 될 때까지 씹어서 넘기는 습관을 들여야 한다. 이 유형은 음식이 잘게 부서지고 소화액으로 범벅이 된 상태로 장으로 가야 배변이 부드럽게 나온다.

5. 물 때문에 독이 오르는 수독형 비만

수독형은 우선 많이 붓는다. 물배를 채우며 칼로리를 줄이는 방식으로 다이어트한 분들이 이 유형에 속하는 경우가 많다. 위장은 늘어나고 대사량은 떨어져서 몸이 엄청 무겁고 많이 붓는다. 무릎 관절이 좋지 않다고 느끼는 분들도 많다.

이들은 살이 찌면 물을 많이 마시는데 결과적으로 물 때문에 독이 오르는 수독증이 나타난다. 먼저 '물 따로 밥 따로' 법칙을 지키면서 하루 2식을 하되 오전에 수분을 완전히 제한해야 한다. 그래야 축축하게 젖은 위장을 회복할 수 있다.

6. 해독 능력을 잃은 독소형 비만

독소형은 독소가 잘 배출되지 않아서 생기는 비만이다. 큰 수술을 받았거나 크게 아파서 장기간 병원 신세를 졌을 때 많이 나타난다. 혹은 지하라든가 햇빛을 거의 보지 못하는 곳에서 낮과 밤이 바뀐 채로 생활했을 때 나타나기 쉽다. 몸의 해독 능력에 치명적인 지장이 생긴 것이다. 독한 항암제나 장기간의 항생제 복용으로 면역력이 약해지고 기력이 부족해져서 독소 배출이 되지 않고 몸이 붓고 살이 찐다. 이들은 면역력을 회복하는 게 급선무다. 단식과 효소 섭취를 병행해서 독소를 배출해야 한다.

7. 의욕 없는 우울형 비만

우울형은 자율신경상의 문제와 더불어 감정이 신체에 큰 영향을 미쳐서 비만이 된다. 의욕이 없고 무표정이 많다. 종일 집에서 나가려 하지 않아서 주위 사람들의 걱정을 살 정도다. 11월에서 3월 사이에 우울증이 많이 발병한다는 통계를 보면 체온의 저하와 관련이 있다. 인도에서는 정신적인 질환을 '달의 병'이라고 부르는데 역시 차가운 기운은 사람의 활력에 영향을 준다는 것을 알 수 있다.

우울형은 볕을 쬐고 생강을 섭취하고 반신욕을 자주 해야 한다. 처음엔 냉수 금지, 다음엔 생강 섭취, 마지막으로 태양 아래 걷기. 이렇게 단계적인 노력이 필요하다. 하지만 워낙에 무기력해서 이런 노력도 하기 힘들다는 점을 본인이나 주변 사람들이 잘 알아야 한다.

나만의 비만 유형 알아보기

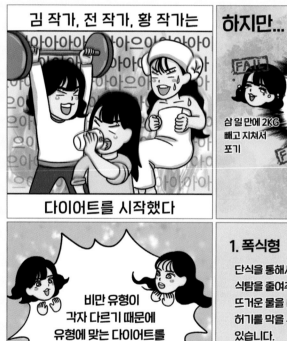

김 작가, 전 작가, 황 작가는

다이어트를 시작했다

비만 유형이
각자 다르기 때문에
유형에 맞는 다이어트를
해야 돼요!

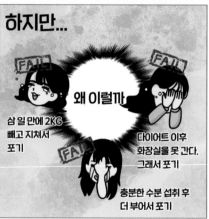

하지만...

왜 이럴까

FAIL

FAIL

FAIL

삼 일 만에 2KG
빼고 지쳐서
포기

다이어트 이후
화장실을 못 간다.
그래서 포기

충분한 수분 섭취 후
더 부어서 포기

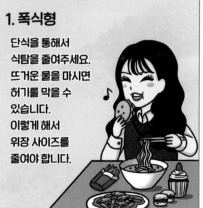

1. 폭식형

단식을 통해서
식탐을 줄여주세요.
뜨거운 물을 마시면
허기를 막을 수
있습니다.
이렇게 해서
위장 사이즈를
줄여야 합니다.

오늘부터 다이어트 필살기

2. 수독형

물 따로 밥 따로 하면서
2식 필살기를 하시되
오전에 수분을
완전히 제한해주세요.

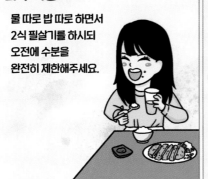

3. 건강형

초반에 땀을
최대한 많이 내서
모공을 통해
에너지를
순환시켜야 합니다.

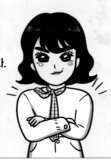

4. 기허형

냉수금지와
물 따로 밥 따로 원칙을
잘 지키면서
태양을 가까이 해주세요!

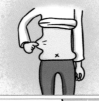

5. 숙변형

효소가
풍부한 자연식단으로
식사를 하고
음식을 꼭꼭 씹어서
넘기는 습관을
들이세요.

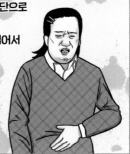

본인의
비만 유형을
알고
그에 맞는
다이어트를
합시다!

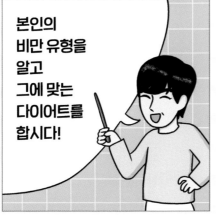

탄수화물 중독인 당신에게

"제가 시험 준비 중이라서 탄수화물을 끊을 수 없어요. 공부하는 사람은 탄수화물 먹지 않으면 뇌가 돌아가지 않는다고 들었거든요."

"탄수화물을 먹지 않으면 암에 걸린다고 들었는데요?"

탄수화물을 많이 먹는 사람들이 자주 하는 말이다. '탄수화물을 먹지 않으면 두뇌 회전이 잘 안 된다', '탄수화물을 먹지 않으면 암에 걸린다'라는 통념은 이미 오래 전에 거짓으로 밝혀졌다. 오히려 젊게, 오래 살기 위해서는 탄수화물을 끊어야 한다. 특히 탄수화물 중독자들은 저탄수화물 식단으로 습관을 바꾸어야 건강하게 살 수 있다. 문제는 탄수화물에 중독된 이들이 저탄수화물 식단을 시도하다가도 다시 탄수화물을 먹는다는 데 있다. 담배나 알코올에만 금단현상이 있는 게 아니다. 탄수화물을 좋아하는 이들도 일종의 금단현상을 겪는다.

"선생님 말씀대로 탄수화물을 줄였는데 기운이 없어요."

"탄수화물 끊었더니 몸은 가벼운데 너무 우울해요."

평소에 탄수화물을 과도하게 먹은 사람일수록 금단현상도 한층 강력하다. 두통이 오고 기운이 뚝 떨어지고 기분도 우울해진다. 이럴 땐 적응 과정이 필요하다. 우선 탄수화물도 해악의 정도에 따라서 종류를 나눌 수 있다. 가장 나쁜 탄수화물과 그나마 먹어도 되는 착한 탄수화물이 있는 것이다.

1. **튀긴 과자, 라면, 도넛, 탄산음료** 가장 나쁜 탄수화물
2. **국수, 빵, 쌀밥, 수박** 1번 다음으로 나쁜 탄수화물
3. **고구마, 현미밥** 중간 정도의 나쁜 탄수화물
4. **연근, 우엉 등 뿌리채소** 나름 좋은 탄수화물
5. **식이섬유가 많은 잎채소** 식이섬유는 많고 탄수화물은 소량인 착한 탄수화물

탄수화물에 중독된 사람들은 지금까지 1, 2번 위주로 먹었다고 보면 된다. 이들이 탄수화물을 좋아한다고 하는 건 곧 과자, 빵, 라면, 쌀밥을 좋아한다는 뜻이다. 이렇게 길들여진 입맛이 갑자기 5번으로 가려고 하면 탄수화물 비중이 낮아서 힘들다.

만약 금단현상 때문에 탄수화물을 줄이는 게 너무 힘들다면 천천히 1번에서 5번으로 단계를 바꾸자. 1번에서 바로 5번으로 갈 게 아니라 1번에서 2번, 2번에서 3번으로 갈아탄 후에 4번, 그리고 5번으로 천천히 옮겨보라. 최소 3~4개월은 걸린다는 생각으로 서서히 적응하는 게 좋다. 그러면서 좋은 지방을 같이 먹어준다. 3~5번 위주의 식단에 적응했다면 가끔씩 1~2번을 먹더라도 몸이 적응했기 때문에 살이 쉽게 찌지 않는다.

저탄수화물 식단 만들기

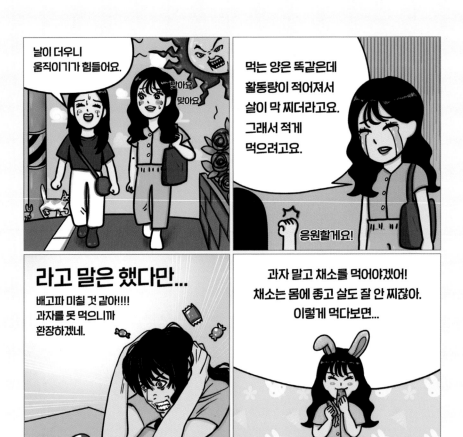

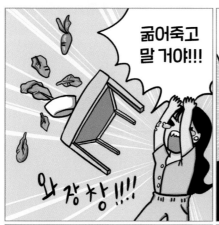

굶어죽고
말 거야!!!

와장창!!!!

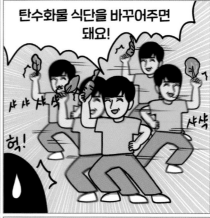

탄수화물 식단을 바꾸어주면
돼요!

헉!

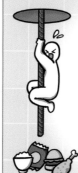

갑자기 탄수화물을
적게 먹게 되면
두통, 기운 뚝 떨어짐,
우울감 등의 금단현상이
생길 수 있어요.

그럴 땐, 적응 과정이 필요합니다.

1번 과자, 라면, 도넛, 탄산음료

2번 국수, 빵, 흰쌀밥, 수박

3번 고구마, 현미밥

4번 연근, 우엉 같은 뿌리채소

5번 식이섬유가 많은 잎채소

1번 2번

5번

1, 2번에서 갑자기 5번으로 가면
힘들 수도 있어요.

1, 2번에서 3번으로
갈아탄 후, 4번과 5번을
많이 먹는 식단으로!

1번 2번   3번   4번 5번

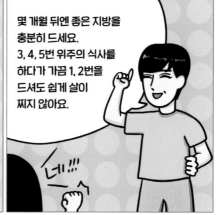

몇 개월 뒤엔 좋은 지방을
충분히 드세요.
3, 4, 5번 위주의 식사를
하다가 가끔 1, 2번을
드셔도 쉽게 살이
찌지 않아요.

너!!!

지방은 억울하다

오랜만에 동료들과 회식을 가졌다. 편하게 회포를 풀기에는 삼겹살만큼 좋은 메뉴가 없다. 불판을 가운데 두고 둘러앉아서 고기를 구웠다. 잘 익은 삼겹살에서 고소한 냄새가 풍기고 식욕이 돌았다.

그런데 직원 가운데 한 사람이 삼겹살 비계를 가위로 잘라내고 살코기만 먹고 있었다.

"삼겹살은 비계를 같이 먹어야 맛있죠!"

내가 이렇게 말했더니 그가 이해할 수 없다는 표정으로 말했다.

"비계를 먹어서 뭐해요. 살만 찌고 몸에도 안 좋은데요."

"아니에요! 비계는 지방이고 지방은 몸에 좋은데요? 게다가 고기도 엄청 싱싱하잖아요. 왜 몸에 좋은 지방을 떼고 먹어요?"

"살찌니까 그렇죠. 원장님은 살 안 쪄서 모르세요. 한번 찌면 잘 빠지지도 않는단 말이에요. 전 집에서 먹을 때도 이렇게 먹어요."

그렇게 살코기만 먹던 직원은 고기는 이제 그만 먹겠다고 하면서 이렇게 말했다.

"비빔냉면이랑 된장찌개, 공기밥 먹을까요?"

지방은 살이 찐다고 피하더니 탄수화물 파티를 벌이려고 작정을 했다. 그 모습을 본 나는 참견하지 않을 수가 없었다.

"살찐다면서 냉면이랑 밥을 먹어요?"

"그래도 밥은 먹어야죠. 고기 먹고 밥 안 먹으면 허하단 말이에요."

이렇게 대답하는 직원을 보면서 이런 생각이 들었다.

'지방은 정말 억울하겠다!'

지방을 많이 먹되, 탄수화물을 줄이는 식사가 오히려 다이어트에 유리하다는 연구 결과가 꾸준하게 발표되고 있다. 그 결과 지방이 우리 몸을 살찌운다는 설은 틀린 것으로 드러났다. 심지어 '지방의 누명'이라는 말까지 나왔다.

그런데도 아직까지 고기에 붙은 지방을 잘라내고 살코기만 먹는다고 말하는 분들이 있다. 불쌍한 지방! 지방을 먹으면 살이 찐다는 오해를 한마디로 정리하자면 이렇다.

지방이 많은 고기를 먹을 때는 밥을 먹지 말라!

이 간단한 룰을 지키면 지방이 많은 고기를 충분히 먹어도 살은 찌지 않는다. 다이어트에 최고로 나쁜 식습관은 바로 '탄수화물 위주의 식습관'이다. 탄수화물을 많이 먹는 습관은 곧 내장지방을 유발한다.

몸속에 내장지방을 만드는 역할을 하는 건 바로 호르몬이다. 우리 몸은 탄수화물이 들어오면 호르몬을 분비한다. 이 호르몬이 바로 인슐린인데, 인슐린은 탄수화물에 함유된 당을 지방으로 바꾸어서 내장 사이에 차곡차곡 쌓이게 한다. 다이어터라면 내장지방이 위험하다는 것 정도는 알고 있을 것이다. 내장지방이 우리 몸에 축적되면 혈압도 오르고 피도 탁해진다.

만약에 당을 적게 섭취하고 지방을 충분히 섭취하면 지방산을 적극적으로 이용해서 지방 분해를 원활하게 할 수 있다. 지방산을 섭취하면 식사할 때 지방을 연소하는 비율이 높아지고 남은 칼로리를 배출하는 능률도 올라간다. 또 지방산은 에너지로 이용되고 남은 것을 소변으로 배출해내는 능력까지 있다. 당질을 제한하고 지방을 섭취하면 칼로리 영향을 덜 받고 인슐린도 덜 분비되어 살이 더 쉽게 빠진다.

그러면 어떻게 먹어야 몸속 지방을 잘 분해되게끔 유도할 수 있을까? 우선 탄수화물 섭취를 줄여라. 그래야 인슐린이 지방을 저장하지 못하게 막을 수 있고 몸속 지방이 쉽게 분해된다. 당장 원래 먹는 밥 그리고 면의 양을 절반 이하로 줄이고 대신에 단백질을 충분히 섭취하자. 그리고 치즈나 버터 혹은 가벼운 견과류를 간식으로 먹어주면 다이어트에 크게 도움이 된다.

필살기 tip 좋은 지방 어떻게 먹죠?

1. 돼지비계는 포화지방산과 불포화지방산이 골고루 들어있어 좋은 지방이다. 좋은 지방을 충분히 섭취하면 지방을 많이 연소할 수 있고 남은 칼로리를 배출하는 능률도 높아진다.

2. 고기를 먹을 때 밥과 된장찌개, 냉면 위주로 먹지 말라. 탄수화물을 섭취할 때 인슐린이 분비뒤는데 이 인슐린이 과다 분비되면 지방을 저장시켜 비만을 촉진시킨다.

3. 좋은 지방을 섭취하고 탄수화물을 적게 먹는 식습관이 칼로리 영향을 덜 받고 인슐린 분비도 덜 되어 살이 더 쉽게 빠진다. 참고로 좋은 기름에는 생선 및 좋은 고기, 버터, 들기름, 올리브 오일 등이 있다.

비계에 대한 오해와 진실

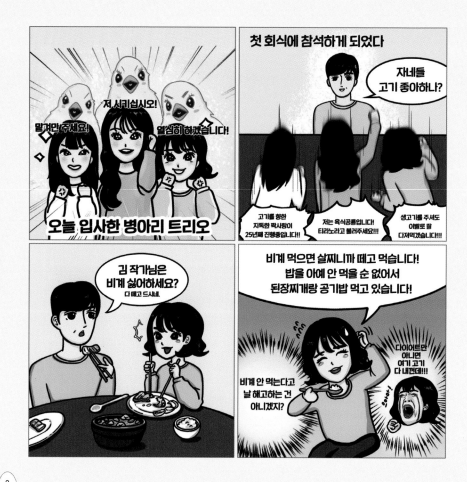

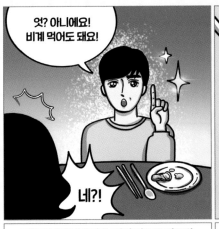

엇? 아니에요!
비계 먹어도 돼요!

네?!

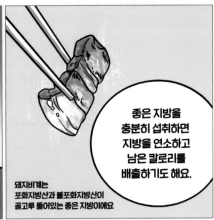

좋은 지방을
충분히 섭취하면
지방을 연소하고
남은 칼로리를
배출하기도 해요.

돼지비계는
포화지방산과 불포화지방산이
골고루 들어있는 좋은 지방이에요

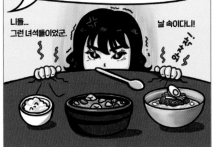

오히려 밥과 된장찌개, 냉면 위주로 먹으면
안 돼요. 탄수화물을 섭취할 때 인슐린이
분비되는데 이 인슐린이 과다 분비될 시,
비만을 유발하거든요.

니들...
그런 녀석들이었군.

날 속이다니!

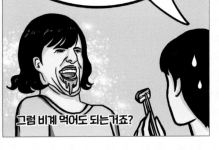

좋은 지방을 섭취하고 탄수화물을
적게 먹는 식습관이 인슐린 분비가
덜 되기에 살이 더 쉽게 빠진답니다.

그럼 비계 먹어도 되는거죠?

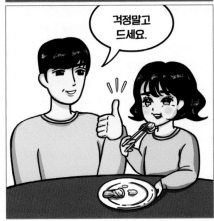

걱정말고
드세요.

내장지방이 피하지방보다
나쁜 이유

혹시 예전보다 배가 나온 것 같은가? 손으로 배를 한번 잡아보라. 누구는 두꺼운 피부 아래로 지방이 들어차서 양손으로 가득 잡힌다. 또 누구는 피부는 얇은데 배가 앞으로 불룩하게 나온다. 똑같이 배가 나와도 피부 두께가 다르다. 이 둘의 차이점은 뭘까? 지방이 어디에 많이 붙어있느냐에 따라서 다이어트의 접근 방법도 달라진다.

우선 뱃살이 손으로 잡히면 이는 피하지방이 많다고 볼 수 있다. 반대로 뱃살이 손으로 잘 잡히지 않으면 내장지방이 많다고 보면 된다. 내장지방이 피하지방보다 나쁘다고 하는데 사실일까? 결론부터 말하면 내장지방은 피하지방보다 훨씬 더 나쁜, 정말 나쁜 지방이다.

내장지방은 크게 두 종류로 나눌 수가 있다. 하나는 창자 내부나 밖에 있는 지방이고 다른 하나는 간이나 신장 등의 주변에 붙어 있는 지방이다. 심장이나 폐, 흉곽 주변에도 지방이 붙을 수 있다. 심지어 흉곽 내부에도 지방이 있다.

"장기 주변에도 지방이 붙을 수 있어요?"

이렇게 묻는 분들이 많은데 사실이다. 예를 들면 췌장 주변에도 지방이 끼어서 췌장의 기능을 떨어트리고 췌장암을 유발할 수 있다.

문제는 두 종류의 내장지방 가운데 창자에 붙은 지방은 비교적 분해가 잘되는 편인데 그 외 장기 주변에 붙은 지방은 그렇지 않다는 거다. 창자에 붙은 지방은 음식을 먹어서 쌓인 지방이라서 음식을 조절하면 쉽게 빠진다. 그러나 내부 장기에 붙은 지방, 또 장기 속살까지 파고들어서 쌓인 지방은 쉽게 분해되지 않는다. 그래서 내장지방이 피하지방보다 무섭다고 하는 것이다.

내장지방이 많은 사람은 우선 술부터 끊어야 한다. 특히 차가운 맥주를 즐긴다면 내장지방을 피할 수 없다. 또 냉수를 과하게 마시거나 폭식하는 습관도 하루 빨리 버려야 한다.

내장지방을 빼고 싶다면 아침 공복에 방탄커피를 마시는 게 좋다. 방탄커피를 마시면 쓸개즙이 분비되는데 이 쓸개즙이 내장지방을 없애는 데 최고다.

그리고 장기적으로 식이요법을 잘해야 한다. 저녁식사 때 탄수화물을 대폭 줄이고 대신에 단백질을 먹으면 지방 분해에 도움이 된다. 또 중성지방 수치가 금방 떨어졌다고 해서 살 빠졌다고 방심해서는 안 된다. 앞서 말한 것처럼 내장지방은 창자 지방을 빼고는 잘 빠지지 않는다. 식단 관리를 꾸준히 해야 뺄 수 있다.

딱딱한 뱃살이라면

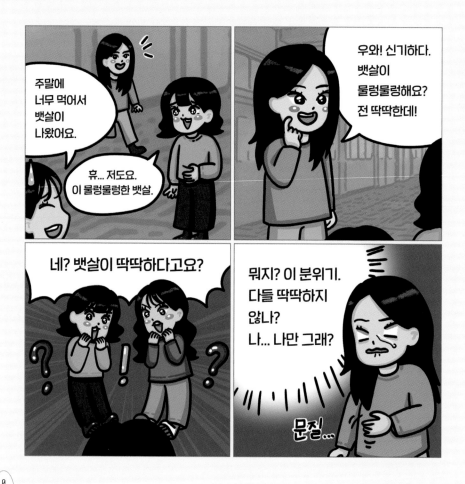

오늘부터 다이어트 필살기

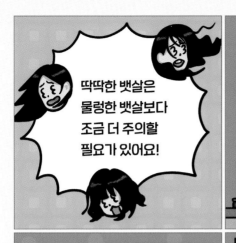

딱딱한 뱃살은
물렁한 뱃살보다
조금 더 주의할
필요가 있어요!

뱃살은 크게 피부와 근육 사이에
생기는 '피하지방'과 근육층보다
아래쪽인 복강과 내장 사이에
끼어있는 '내장지방'으로
분류됩니다.

피하지방은
오래 축적되어도
딱딱해지지 않지만

내장지방은
근육 아래에 축적되어
만졌을 때 근육처럼
딱딱하게 느껴질 수 있습니다.

내장지방이 더 해로운 이유는

1 몸에 염증을 일으키는 원인이 됩니다.

2 지방산을 혈관 속으로 쉽게 침투시켜
나쁜 콜레스테롤 수치도 높입니다.

3 심장, 간 등에도 쌓여 만성질환을
유발하고 뇌졸중, 당뇨병을 야기합니다.

4 사망 위험도 더 높습니다.

☆ 내장지방 축적을 막으려면 ☆

뱃속을 따뜻하게 하고
냉수 금지와 물 따로 밥 따로를
철저하게 지켜주세요.
폭식과 음주는 피해주세요.

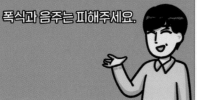

딱딱한 뱃살을 근육으로
착각하지 마세요!

~네에~!

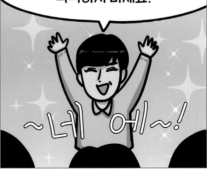

내장지방 제거하기

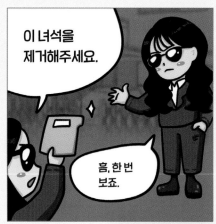

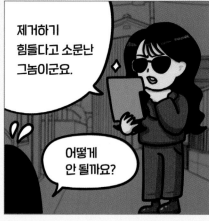

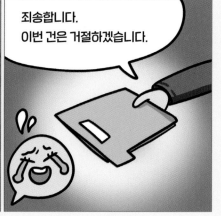

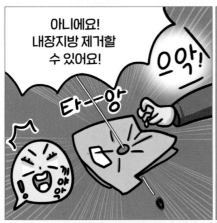

아니에요!
내장지방 제거할
수 있어요!

타——앙

으악!

1. 16시간 공복을 유지하자.

간헐적 단식, 아침 공복을 유지
하면 혈당과 인슐린이 떨어져
우리 몸은 지방
분해 모드로 바뀝니다.

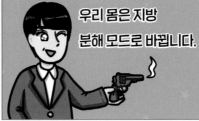

2. 탄수화물, 특히 정제된
탄수화물을 줄여야 합니다.

정제 탄수화물을
많이 먹으면 중성지방 수치가
상승하면서 내장지방이
생기기 쉬워요.

3. 좋은 지방과 단백질은
괜찮아요.

탄수화물을 줄이면
우리 몸은 단백질을
당으로 바꿔 사용합니다.

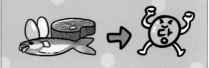

4. 운동은 강하고 짧게 하는 걸
반복하세요.

가벼운 운동과 걷기는
내장지방을 태울 수
없습니다.

후!

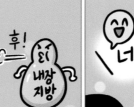

내장지방을 제거하고
건강해집시다.

네!

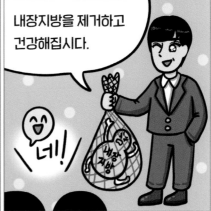

인슐린은 죄가 없다

　음식을 먹는 즉시 살로 만들어버리는 호르몬이 있다? 우리 몸을 살찌게 만드는 주범이라고 불리는 호르몬, 바로 그 유명한 '인슐린'이다. 그런데 알려진 것과 다르게 인슐린은 나쁜 호르몬이 아니다. 사실 인슐린은 우리 몸에 꼭 필요한 호르몬이다. 포도당이 혈관에 계속 머물러 있으면 염증을 일으키고 혈관이 손상된다. 정말 몸에 큰일이 날 수 있는데 이때 인슐린이 나서서 포도당을 처리한다. 혈관에 있는 포도당을 간이나 지방세포로 옮겨주는 역할을 하는 것이다.

　인슐린은 좋은 일을 열심히 하는데도 살을 찌우는 호르몬이라고 푸대접을 받고 있다. 엄밀히 말하면 인슐린 자체는 문제가 없다. 문제는 인슐린 저항성이다. 인슐린 저항성은 고농도의 인슐린이 지속적으로 분비되는 현상이다. 다시 말해서 세포 주위에 인슐린이 늘 차고 넘치는 현상이다. 인슐린이 넘치면 인슐린이 분비돼도 세포가 제대로 반응하지 못한다.

이렇게 되면 인슐린은 혈액 속의 포도당을 처리하지 못한다. 그런데도 우리 몸은 혈당을 낮추기 위해서 계속 인슐린을 분비한다. 그렇지 않아도 인슐린이 차고 넘치는데 고혈당을 처리하기 위해 인슐린이 더 분비되는 악순환이 반복되는 것이다.

문제는 이렇게 인슐린 저항성이 되면 인슐린이 자기 할 일을 제대로 하지 못해서 뇌에서는 자꾸 먹으라고 신호를 준다. 그래서 당을 처리하지 못하니까 살이 찌고 심각한 경우 췌장도 망가진다.

정확한 원인은 아직 완전히 밝혀지지 않았지만 인슐린 저항성을 유발하는 원인으로는 과체중 또는 비만, 고칼로리 또는 고탄수화물, 설탕 과다 섭취, 운동량 부족, 고용량 스테로이드 장기 복용, 만성 스트레스, 쿠싱병 또는 다낭성난소 질환 등을 꼽는다.

필살기 tip 혹시 저도 인슐린 저항성일까요?

1. 뱃살이 많고 복부비만이에요.
2. 늘 피곤해요.
3. 집중이 잘 안돼요.
4. 밤에 화장실에 자주 가요.
5. 탄수화물과 단맛이 자꾸 당겨요.
6. 배부르게 먹어도 돌아서면 배가 고파요.
7. 포만감이 느껴지지 않아요.
8. 식사 후에, 특히 점심을 먹으면 졸려서 참을 수 없어요.
9. 식사 후 보통 4시간 정도 지나면 저혈당 증상이 나타나요.
10. 짜증이 많아졌어요.
11. 눈이 침침하고 시력이 떨어졌어요.
12. 전보다 기억력이 나빠진 거 같아요.

(7개 이상이면 인슐린 저항성을 의심할 수 있다)

비만의 치명적인 문제점

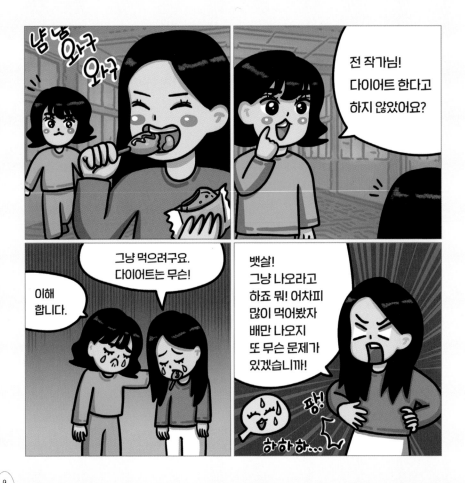

오늘부터 다이어트 필살기

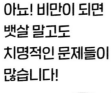

아뇨! 비만이 되면
뱃살 말고도
치명적인 문제들이
많습니다!

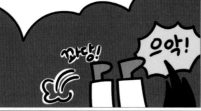

짜당!

으악!

비만이나 과식을 많이 하는
사람들 사이에선 만성적인
염증 상태가 많이 나타나요.

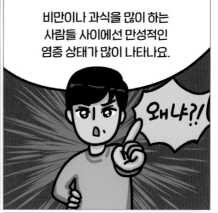

왜냐?!

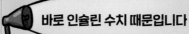

바로 인슐린 수치 때문입니다

인슐린 수치가
늘 비정상적으로 높은 경우
즉, 과식을 수시로 하면
지방이 쌓이고 염증 수치가
높아집니다.

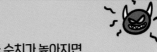

염증 수치가 높아지면
근육의 강도가 약해지고
근육 생성 능력이 감소해요.
그렇게 되면 체온이 떨어지고
노화까지
촉진됩니다.

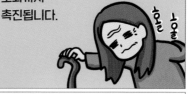

호올
호올

빠르게 인슐린
수치를 안정화
시키는 방법

16시간에서
24시간 정도
간헐적 단식을!

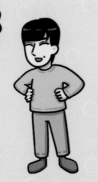

간헐적 단식 중
아침에 방탄커피 정도는
괜찮습니다!

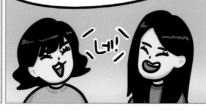

네!

다이어트를 방해하는 호르몬

밤에 자려고 누워도 곧바로 잠이 오지 않는다. 이런저런 생각을 하다 보면 문득 음식이 떠오른다. 갑자기 눈앞에 음식이 아른거리고 한 입만 먹으면 소원이 없을 것 같다.

이 모든 건 호르몬의 장난이다. 다이어트를 방해하는 대표적인 호르몬이 있는데 그 중 하나가 그렐린(ghrelin)이다. 그렐린은 잘못된 식탐이 생기도록 명령해서 공복 호르몬이라고도 한다.

그렐린은 굶으면 더 많이 분비되는데 그렐린 분비가 증가되는 가장 큰 원인은 수면 부족이다. 잠이 부족한 사람일수록 야식이 더 강하게 당길 수밖에 없다. 특히 몸에 피곤이 쌓이고 일이 많아서 잠자는 시간이 부족하거나 저녁에 할 일이 많은 사람의 경우 자는 시간이 늦어질 수밖에 없다. 이때 야식을 챙겨 먹게끔 유혹하는 호르몬이 그렐린이다.

이 그렐린의 유혹을 뿌리치려면 적어도 7시간은 푹 자야 한다. 쉽게 잠이 오지 않는다면 족욕이나 반신욕을 하라. 족욕, 반신욕, 냉온욕 3종 세트가 다이어트에 좋은데 숙면을 도와주기 때문이다. 숙면은 헛된 식탐을 안정화시켜주는 고마운 존재다. 평소에 잠을 잘 못 이룬다면 낮에 카페인 섭취를 줄이자.

그렐린과 함께 식욕을 끌어올리는 호르몬이 하나 더 있다. 바로 코르티솔(cortisol)인데 이 호르몬은 스트레스와 관련이 깊다. 엄밀히 말하면 코르티솔은 나쁜 호르몬이 아니다. 평소 개미 한 마리도 못 죽이는 여성이 강도를 만났을 때 강도의 얼굴을 핸드백으로 때리고 위기를 모면했다는 이야기를 들어본 적이 있는가? 순간적으로 위급한 상황이 오면 몸의 기능을 끌어올려서 기운이 나고 민첩해지는 호르몬이 바로 코르티솔이다.

문제는 우리가 너무나 자주 스트레스에 노출되어 코르티솔이 많이 분비되는 상태에 항상 놓인다는 점이다. 코르티솔이 증가하면 식욕도 덩달아 강해진다. 흔히 스트레스 받으면 폭식한다고 하는 이들은 바로 이 코르티솔의 지배를 받고 있는 셈이다. 또한 코르티솔은 근육을 파괴하여 에너지를 생성한다. 코르티솔이 자꾸만 근육을 파괴하면 지방 대비 근육량이 적어져서 기초대사량이 감소하고 결과적으로 살이 찐다. 복부 지방도 증가시킨다.

그렇다면 다이어트를 방해하는 코르티솔을 줄이기 위한 방법은 뭐가 있을까? 흔히 운동이라고 생각하기 쉬운데 이보다 복식 호흡과 명상 같이 몸을 차분하게 이완시키는 활동이 효과적이다. 천천히 숨 쉬고 생각하면서 긴장을 풀자. 같은 이유로 반신욕도 도움이 된다.

그렐린과 수면

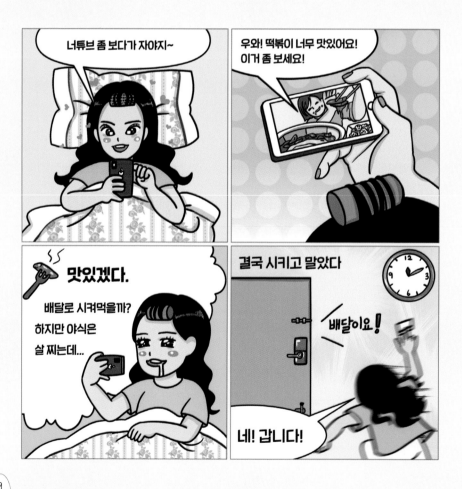

오늘부터 다이어트 필살기

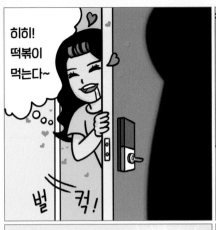

히히! 떡볶이 먹는다~

벌컥!

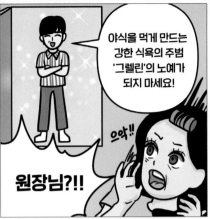

야식을 먹게 만드는 강한 식욕의 주범 '그렐린'의 노예가 되지 마세요!

원장님?!!

으악!!

그렐린은 단기적인 섭식 행동을 조절하는데 사용되는 호르몬입니다. 공복 호르몬이라고도 하죠.

나! 그렐린!!

그렐린은 굶게 되면 과다 분비 되는 게 정상이지만, 그렐린 분비를 증가시키는 가장 큰 원인은...!

쿨쿨..

'수면 부족'이에요!

잠이 부족하면 야식이 더욱 먹고 싶어지는 거예요.

그렐린의 증가를 막기 위해서 7시간 정도 잠을 자야 해요!

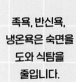

족욕, 반신욕, 냉온욕은 숙면을 도와 식탐을 줄입니다.

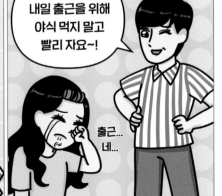

내일 출근을 위해 야식 먹지 말고 빨리 자요~!

출근... 네...

다이어트 필살기 1
: 건강한 식습관으로 날씬하게

먹은 게 쌓여서 생기는 병

한의학에서는 적(積)이라는 게 있다. 이것은 '쌓인다' 혹은 '뭉친다', '굳는다'라는 뜻이다. 세포가 생명력을 잃고 굳은 상태가 돼서 단단하게 뭉친 것을 의미한다. 진료를 하면서 배를 만지고 누르는 복진을 한다. 이때 환자가 통증을 느끼는 부위가 있다. 만약에 "아악!" 하고 소리칠 정도로 아프다면 이미 그 부위가 단단하고 덩어리처럼 뭉친 게 느껴지는 경우가 있는데 그게 바로 적이다.

몸속 세포가 기운이 없어지거나 차가워지면 처음에는 그냥 붓는다. 그러다가 통증이 생긴다. 피로가 풀리고 기운이 생기고 몸이 따뜻해지면, 부기가 빠지고 통증이 없어진다. 하지만 몸이 계속 차갑고 기운 없는데 피로하기까지 하면? 늘 차갑고 부어있는 상태가 되면서 그 부분이 생명력을 잃고 뭉친다. 바로 이 적이 있는 사람들의 대표적인 증상이 소화 불량이다.

적이 심했던 한 여성의 사례가 있다. 그는 오랜 기간 낮과 밤이 바뀐 채 살았다. 늘 피곤하니 정신을 바짝 차려야 해서 따뜻한 음식보다 차가운 음식을 입에 달고 살았다. 항상 컨디션이 좋지 않아서 병원에 갔는데 '신경성이다', '아무 이상이 없다'라는 말만 들었다. 아니면 위염 증상이 있으니 위장약을 먹으라고 처방전을 받았다.

답답했던 환자는 한의원을 찾아왔고 복진을 하는데 비명을 지르다시피 했다. 배가 너무 차가웠고 조금만 눌러도 아파했다. 조금 늦었지만 그렇게라도 통증의 원인을 알고 치료를 받아서 얼마나 다행인지 모른다.

큰 비가 내리기 전에는 하늘의 구름 모양이 심상치 않다. 우리가 크게 아프기 전에 조짐은 있기 마련이다. 적은 그런 조짐과 같다. 배 속이 뭉쳐서 박힌 적은 쉽게 빼낼 수도 없고 오래도록 자리 잡은 채로 오장육부의 기능을 약화시키고 면역을 떨어뜨려 모든 질병의 뿌리가 된다.

여러 적 중에 식적(食積)이 있다. 식적은 먹을 '식', 쌓일 '적' 즉 '먹은 게 쌓여서 병이 된다'라는 뜻이다. 식적은 가볍게 볼 게 아니다. 『동의보감』에서 식적 때문에 생기는 허리 통증인 식적요통을 따로 다룰 정도다.

음식을 먹어서 약이 되고 힘이 나는 게 아니라 병이 되는 이유가 뭘까? 식적의 가장 큰 원인은 과식이다. 과체중인 사람들이 주로 식적에 시달린다. 이 밖에 소화가 미처 되지 않은 상태에서 먹거나, 식후에 바로 눕거나, 급하게 먹을 때 생긴다. 또한 밀가루 음식을 과하게 먹거나, 보관이 잘못되어 상한 음식을 먹을 때, 몸이 아픈데도 소화하기 힘든 음식을 먹을 때 식적이 생긴다.

식적으로 나타날 수 있는 증상은 다음과 같다.

1. 소화 장애
2. 전신적인 순환장애
3. 반복되는 복통과 설사
4. 만성피로와 무기력
5. 비만, 내장지방 증가
6. 지독한 구취, 땀냄새, 방귀냄새, 소변냄새, 대변냄새
7. 면역력이 떨어지고 난치병 발병
8. 열이나 땀이 얼굴과 머리에 몰림

이런 증상이 나타나는 사람들은 먹는 것을 조심해야 한다. 먹는 습관을 바꾸고 좋은 식습관을 유지하려고 노력해야 한다. 식적으로 인한 병증을 치료하기 위해서 가장 확실한 방법은 '적게 먹기'이다.

먹은 게 쌓여 병이 된 것이니 굶어죽지 않은 만큼만 먹어야 한다. 이것만 잘 지켜도 식적은 점점 풀린다. 특히 현대인의 병은 많이 먹어서 생긴 것이지 적게 먹거나 영양이 부족해서 생긴 게 아니다. 특히 소화가 완전히 끝나고 속이 비워지는 공복 시간을 반드시 가져야 한다. 공복 시간 없이, 소화가 끝나지도 않았는데 재차 음식을 먹으면 식적을 피할 수 없다.

다음으로 꼭 지켜야 할 습관은 천천히 먹고 오래 씹어 먹는 것이다. 그 다음으로 좋은 방법은 소화가 잘 되는 천연의 음식, 발효 음식 먹기다. 즉 소화가 저절로 될 수 있는 음식을 먹어야 한다. 그게 아니라면 식사하기 전에 효소를 씹어서 먹으면 좋다.

한 가지 더 유의할 점은 먹고 나서 적당히 움직이는 것이다. 손발을 움직여야 위장도 같이 움직여 소화가 잘 된다. 반대로 먹자마자 눕거나 잠

들면 소화에 방해가 된다. 야식을 먹고 식적 때문에 고생하는 것도 이런 이유 때문이다.

마지막으로 식적 환자에게 술은 마약과 같다. 술을 마시면 식적이 낫는 것처럼 느껴지기 때문이다. 그러나 이는 일시적으로 대사가 올라가서 식적 증상이 없어지는 것이지 근본적으로 치료가 되는 게 아니다. 배가 많이 나오고 식적으로 고생하는 사람이 자신이 식적 환자인지도 모르고 술을 즐긴다면? 나중에 큰 병이 와서 엄청난 고생을 하게 될 확률이 크다. 아무리 강조해도 모자랄, 정말 중요한 이야기이므로 혹시 내가 식적 환자가 아닌지 반드시 체크해보길 바란다.

식적담음이란?

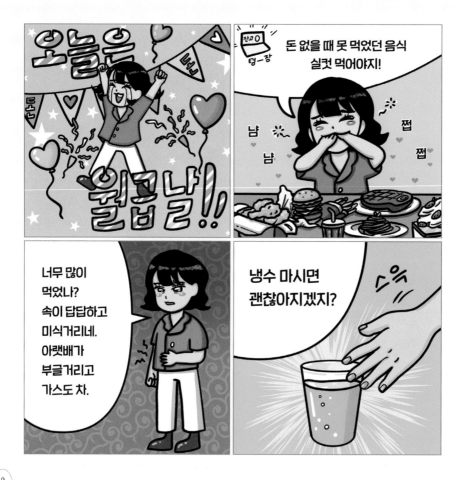

오늘부터 다이어트 필살기

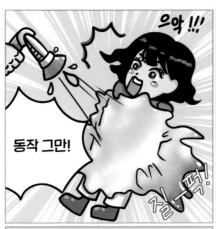

으악 !!!

동작 그만!

* 조금만 먹어도 뭐가 걸린 느낌이 든다.
* 속이 답답하고 메슥거리거나 팽만감이 있다.
* 먹고 나면 트림이 나오고 식사 후 불편하다.
* 속이 답답해 자꾸 냉수를 마신다.

이런 증상을 한의학에서는

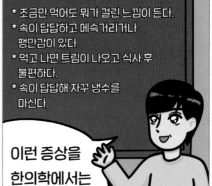

✿ 식적담음 ✿ 이라고 합니다

식적담음이란, 소화기가 잘 움직이지 않는데도 자꾸 폭식을 해서 식도에서 대장까지의 긴 호스에 음식물 찌꺼기가 차곡차곡 쌓여 뭉쳐 있는 현상이에요.

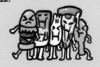

이런 경우!
소식다작 하면서
절식하고
쾌변을 하는게
기본입니다.

Nope!
✕

담음을 없애주는
생강즙, 생강차
구연산, 식초 등을
하루에 한두 번
마셔줍니다.

적게 먹고
적당히 움직여야
건강해집니다!

네!

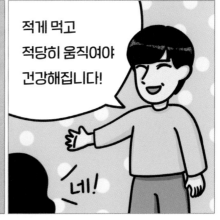

공복의 힘을 믿어요

다이어트에 관심이 있다면 '간헐적 단식'을 들어봤을 것이다. 1주일에 2일은 24시간 단식하고, 나머지는 아침을 거르는 방법으로 한때 다이어터들 사이에서 각광받았다. 그런데 간헐적 단식보다 더 구체적이고 실천하기 쉬운 다이어트 방법이 있다. 바로 하루 24시간 가운데 공복 상태를 16시간 동안 유지하는 것이다. 공복을 16시간만 유지하면 충분한 다이어트 효과를 얻는다는 걸 강조하기 위해서 '16시간 단식'이라고 부르겠다.

이 방법을 직접 실천해본 사람들은 효과가 탁월하다고 입을 모아서 말한다. 하루 16시간에서 최대 24시간 정도 공복 상태를 유지하면 여러 좋은 효과를 얻을 수 있다. 가장 좋은 점은 인슐린 수치를 낮춘다는 점이다.

앞에서 설명했듯 당질이 함유된 음식은 인슐린을 분비시키고 그 인슐린은 살이 찌는 유일한 호르몬으로 작용한다. 체내 인슐린 수치가 높으면 우리 몸은 당을 쉽게 저장하는 상태가 되고 이미 저장된 지방은 분해가 되지 않는 체질로 바뀐다. 그 결과 체내 인슐린 농도가 높은 사람은 배가 튀어 나온다. 뱃살 지방이 분해가 되지 않기 때문이다.

체내 인슐린 농도가 높아지는 주된 원인은 뭘까? 한번에 너무 많이 먹고 너무 자주 먹는 습관에 있다. 공복 시간을 길게 유지해야 하는 이유가 여기에 있다. 살을 빼겠다고 소량의 칼로리로 하루 3~5끼를 먹으면 아무리 소량이라도 당을 섭취함으로써 인슐린 농도를 자주 높인다. 조금씩 자주 먹는 습관은 인슐린 농도를 높일 뿐만 아니라 우리 몸을 만성적인 인슐린 저항 상태로 만들기도 한다. 아무리 다이어트를 해도 살이 빠지지 않은 이유가 바로 여기에 있다.

인슐린 농도를 낮추기 위해서 어떻게 해야 할까? 칼로리를 계산해서 하루 총 칼로리를 제한해야 한다. 이때 소량으로 자주 먹는 방법 말고 16시간 이상 공복 상태를 유지하는 방법을 써보자. 체내 인슐린 수치를 낮출 수 있는 가장 쉽고 확실한 방법이다.

이뿐만 아니라 공복은 우리 몸을 젊게 만들어준다. 유명 연예인들이 아주 비싼 성장호르몬 주사를 맞는다는 말을 들어봤을 것이다. 성장호르몬이 좋은 이유는 지방을 태우고, 근육을 늘리며, 노화를 방지하기 때문이다. 그런데 비싼 주사 말고 성장호르몬을 늘릴 수 있는 효과적인 방법이 바로 단식이다. 단식은 성장호르몬의 수치를 많게는 6배까지 증가시킨다는 연구 결과가 있다. 따라서 적당히 굶으면 성장호르몬의 분비를 촉진시키고 근육의 손실까지 막을 수 있다.

공복의 장점

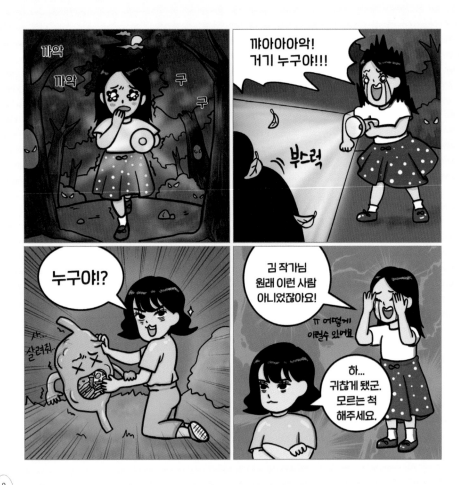

오늘부터 다이어트 필살기

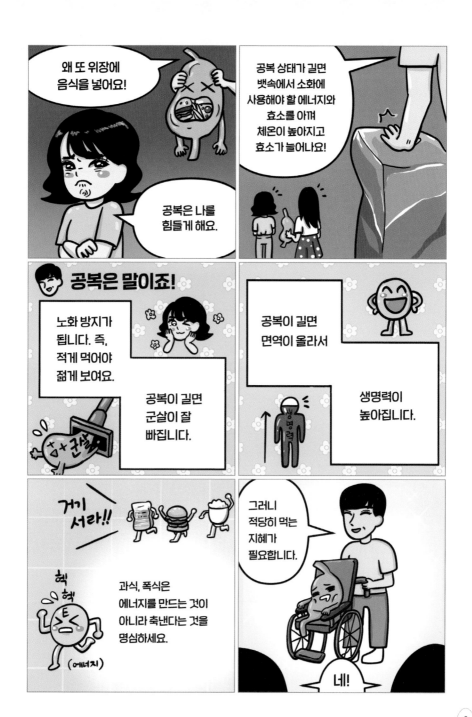

제발 아침 먹지 마세요

"아침을 거르면 어지러워요. 아무 일도 할 수 없어요."

"아침을 든든하게 먹어야 머리를 쓰죠."

아침을 거르면 하루의 에너지를 공급하는 게 여의치 않다고 주장하는 이들이 있다. 하지만 아침부터 고강도의 육체노동을 하는 사람이 아니라면 해당사항이 없는 주장이다. 가벼운 소일거리라든가 실내에서 사무직으로 일하는 이들에게는 든든한 아침이 필요하지 않다.

왜냐하면 우리 몸은 밤새도록 활발하게 노폐물을 배설하는 일을 하기 때문이다. 힘들게 혈액을 깨끗하게 청소했는데 이러한 수고를 헛수고로 만드는 게 바로 아침 식사다.

"시리얼이나 빵을 가볍게 먹어주는 것은 괜찮지 않나요?"

천만에 말씀! 먹는 양이 문제가 아니다. 아침에 과자 한 조각이라도 섭취하면 호르몬이 자극받는다. 지방 분해를 열심히 하고 있는데 시리얼이나 빵이 들어와서 훼방을 놓는다고 생각하면 된다. 이러한 습관이 굳어지면 아무리 다이어트를 해도 살이 빠지지 않는 체질이 된다.

혹시 아침마다 커피 한 잔에 쿠키 한두 개를 먹는 습관이 있는가? 이는 우리 몸이 밤새 유지한 공복 시간을 이용해서 드디어 체지방 분해에 돌입하는 황금 시간을 없애버리는 것이다. 그래서 나는 다이어터들에게 몇 번이고 힘줘서 말한다.

"제발 아침 먹지 마세요!"

물론 아침을 든든히 먹던 사람이 갑자기 아침 식사를 중단하면 힘들 수 있다. 그런데 이는 일시적인 현상이다. 몸이 적응하면 아침 공복감도 충분히 이겨낼 수 있다. 오히려 위장이 충분히 쉴 수 있어 위장 기능이 좋아진다.

아침을 굶고 점심을 먹으면, 아침을 먹고 점심을 또 먹을 때보다 위장이 소화 흡수를 힘차게 하는 걸 느낄 수 있다. 하루에 2식만 해도 3식할 때와 소화 흡수력 면에서는 별다른 차이가 없다. 오히려 위장의 효율은 더 좋아진다. 실제로 강력한 에너지를 발산하는 권투나 레슬링 종목의 선수들은 일부러 아침을 거르고 공복에 훈련하는 경우가 많다.

그래도 아침마다 배가 고픈가? 그럴 때는 이렇게 생각해보라.

'지금 체지방을 분해하는 스위치가 켜져서 작동하고 있다. 내 몸에서 활발하게 체지방이 분해가 이뤄지고 있어. 계속 분해할 수 있도록 방해하면 안 돼! 그렇고말고!'

저녁 식사가 늦다면

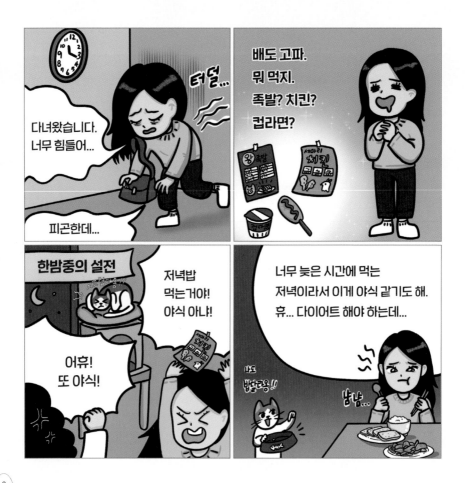

오늘부터 다이어트 필살기

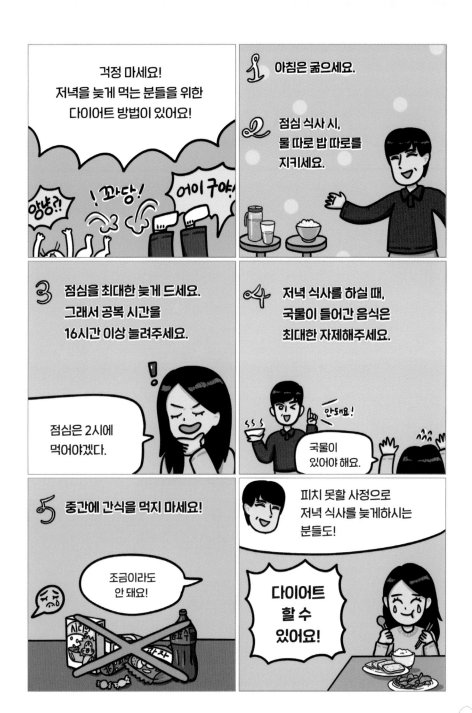

하루 2식 이렇게 하라

16시간 단식은 매일 지치지 않으면서 실천할 수 있는 현대인에게 아주 적합한 다이어트로 건강에도 좋다. 우리 몸에 단식이 필요한 이유는 인슐린 수치를 안정시킬 수 있기 때문이다. 혹시 점심이나 저녁을 과식하지 않았는가? 과식이 얼마나 나쁜지는 모두 알고 있지만 왜 나쁜지는 정확하게 알지 못한다. 과식을 반복하면 우리 몸의 인슐린 수치가 높게 유지된다. 그로 인해서 만성적인 염증 상태가 되고 염증은 근육을 무력하게 만든다. 몸에 근육이 부족하면 체온이 떨어진다. 여성들이 추위에 유독 약한 것도 근육이 부족해서다. 이렇게 체온이 떨어지면 생명력은 약해진다.

따라서 인슐린 수치가 올라가는 것은 단순히 살이 찌고 살이 빠지지 않는 체질이 되는 것을 넘어서 생명력이 약해지는 최악의 결과로 이어질 수 있다. 인슐린 수치를 다시 안정되게 떨어뜨리는 방법이 바로 단식이다. 일상에서 자주 실천할 수 있는 16시간 단식을 권한다. 자주 할 수 있기 때문에 그만큼 실효성이 높다.

방법은 간단하다. 저녁을 먹은 후 야식을 금한다. 자고나서 다음 날 아침은 일절 식사하지 않는다. 단, 방탄커피를 한 잔 마시는 건 괜찮다.

방탄커피는 지방을 에너지로 사용하는 체질을 만들어주고 배변을 촉진하는 장점이 있다. 이렇게 하면 근육을 손실시키지 않고 다이어트를 할 수 있다. 방탄커피의 두드러지는 장점이 근육을 유지하면서 지방을 분해한다는 점이다. 16시간 단식, 즉 2식 필살기는 매일 실천할 수 있다. 지금부터 바로 도전해보자.

필살기 tip 쉽게 할 수 있는 16시간 단식

1. 저녁을 먹고 야식을 금한다. 특히 늦게까지 잠을 자지 않으면 가짜 배고픔에 속을 수 있는데 일찍 잠듦으로써 야식 먹는 습관을 고친다.

2. 다음 날 아침에도 공복 상태를 유지한다. 과일을 먹거나 우유를 마시는 것도 엄격하게 금한다. 오직 방탄커피 한 잔만 허용한다.

3. 점심을 먹는다. 이렇게 하면 다음날 점심시간까지 16시간 동안 간헐적 단식을 실천할 수 있다.

살이 안 빠지는 이유

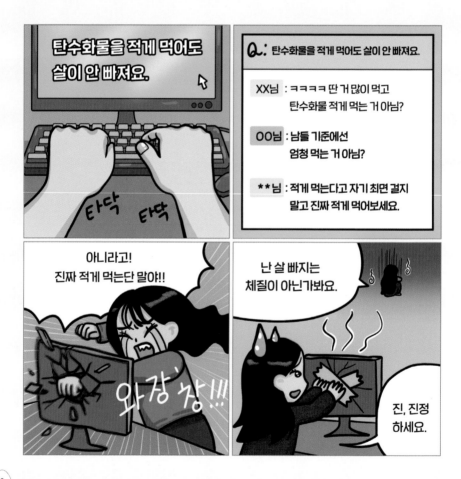

오늘부터 다이어트 필살기

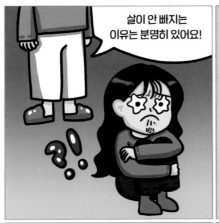

살이 안 빠지는
이유는 분명히 있어요!

약간의 탄수화물만 섭취해도
살이 잘 안 빠진다면
음주나 과로, 스트레스 때문에

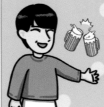

인슐린 저항성이
높아지고
결국 인슐린 대사가
잘못되어 그런 겁니다.

이런 분들은 식이요법과 함께

간과 췌장이 쉬도록 하고

소화기를 따뜻하게

하루 단식을 권합니다.

하루 단식 후
이렇게 해보세요!

1. 하루에 밥 한 공기 정도를 나누어
먹고 나머지 영양소는 단백질과
지방으로 채웁니다.

2. 단백질은 두부, 계란, 고기가
좋습니다.
계란 3개, 두부 반 모를
드시고 밥을 드세요.

3. 지방은 버터, 올리브유, 들기름,
돼지기름, 오리기름, 생선기름이
좋습니다!

꿀! 꽥! 뻐끔!

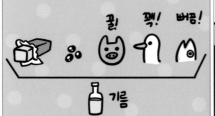

기름

아침 공복에
버터나 올리브유를
한 숟가락 드셔도 좋아요!

네!

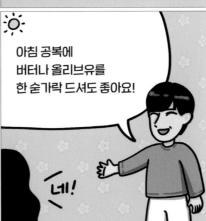

16시간 단식이 중요한 이유

암으로 발전할 수도 있는 만성적인 염증은 비만 환자나 과식을 자주 하는 사람들 사이에서 많이 나타난다. 왜 지방이 많으면 염증이 자주 생기는 걸까? 비만 혹은 과식을 즐기는 습관이 건강에 치명적인 진짜 이유는 뭘까? 그 이유는 바로 인슐린 수치에 있다. 과식을 수시로 해서 인슐린 수치가 비정상적으로 높게 유지되면 지방이 쌓여서 살이 찔 뿐만 아니라, 염증 수치가 높아진다는 연구 결과가 있다.

또 염증 수치가 높아지면 근육의 강도가 약해지고 근육 생성 능력이 감소하기 때문에 체온이 떨어지고 노화가 촉진된다. 그래서 빨리 인슐린 수치를 안정되게 떨어뜨리고 피를 맑게 해서 염증 수치를 낮춰야 한다.

우리가 차를 사면 정기적으로 엔진오일도 갈아주고 타이어도 교체한다. 부품을 자주 정비해야 차를 오래 탈 수 있기 때문이다. 그런데 몸은 어떤가? 몸속에 더럽고 손상된 부위가 있어도 눈에 보이지 않으면 청소하고 치료할 생각을 하지 못한다. 눈에 보이지 않더라도 내 식습관이 잘못됐음을 알고 고치려고 노력하면 건강에 상당한 도움이 될 것이다.

우리 몸에서는 매일 상당수의 세포가 죽는다. 동시에 새로운 세포가 태어나서 죽은 세포의 자리를 대신한다. 더럽고 손상된 세포를 잘 정비해서 깨끗하게 관리하면 새롭게 태어난 세포도 안정적으로 자리잡을 수 있다. 이게 바로 '자가소화작용'이다.

다시 말해 자가소화작용이란, 내 몸이 스스로 몸을 청소하는 작용을 의미한다. 손상을 입었거나 문제가 생긴 세포막과 단백질 구조 등을 알아서 분해하고 청소하는 시스템이다. 이 자가소화작용이 활발하게 이루어져야 암이나 알코올성 간질환을 예방할 수 있다.

자가소화작용이 잘 되도록 하는 방법이 있을까? 바로 공복을 길게 유지하는 것이다. 우리가 단식하는 시간, 그리고 운동하는 시간에 우리 몸은 스스로를 청소하는 자가소화의 시간을 갖는다. 그런데 직장 생활과 집안일로 너무 바쁜 우리로서는 매일 운동하는 시간을 마련하는 일이 쉽지 않다. 이에 비하면 하루 16~24시간 단식을 유지하는 것은 생각보다 쉬운 방법이다.

16시간 단식을 지킴으로써 우리 몸을 깨끗이 청소하는 시간을 갖자. 간혹 단식하면 너무 배가 고파서 그러는데 사과 반 쪽, 사탕 하나쯤 먹어도 괜찮지 않느냐고 묻는 분들이 있다. 이에 대한 답변은 '절대 안 됨, 무관용'이다. 건강을 위해서 타협하지 말고 단식 시간은 반드시 지키자.

공복 다이어트에 과자 금지

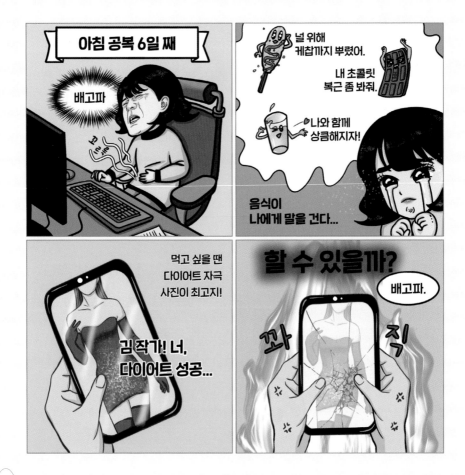

오늘부터 다이어트 필살기

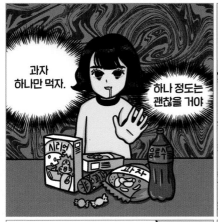

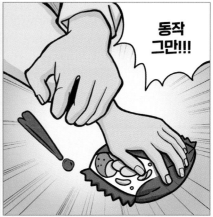

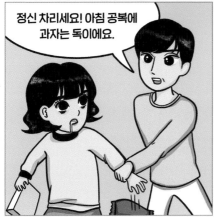

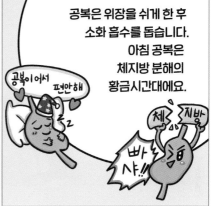

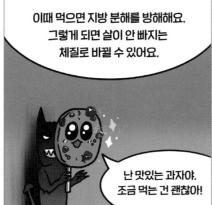

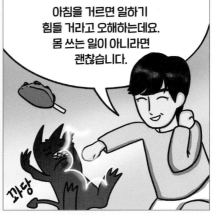

먹는 데도 왕도가 있다

먹는 순서만 바꾸어도 다이어트에 도움이 된다. 순서를 바꿔서 음식을 먹으면 혈당 수치가 달라지기 때문이다. 혈당을 자극하는 정도가 덜한 음식을 처음에 먹고 더 자극적인 음식 순서로 먹으면 혈당이 오르는 시간을 완만하게 늦출 수 있다. 또 식후에 혈당이 급격히 오르는 것도 방지할 수 있다.

그렇다면 어떤 순서로 먹어야 할까? 다이어트에 좋은 음식 먹는 순서는 채소를 가장 먼저 먹는 거다. 우리 밥상에 자주 오르는 나물, 채소볶음, 샐러드 등이 여기 해당된다. 그 다음에 단백질을 먹는다. 생선과 육류 요리와 달걀찜, 콩자반, 두부찌개가 포함된다. 마지막으로 탄수화물을 먹자. 밥이나 면류, 떡 등을 먹으면 된다. 밥을 먹기 전에 채소와 단백질 위주의 음식으로 먼저 배를 채우면 자연스럽게 탄수화물 섭취가 줄어든다.

음식을 먹는 순서만 바꾸어도 인슐린의 과도한 분비 또한 방지할 수 있어서 비만 예방과 체중 감량에 도움이 된다. 우선 채소가 먼저 들어와서 소화액과 합쳐지면 배 속이 발효 상태가 된다. 이 상태가 위장에서 에너지가 생성되는 최상의 조건이다. 마지막에 인슐린이 분비되는 탄수화물이 들어오면 순서를 지키지 않고 먹을 때보다 살이 덜 찐다.

여기서 여러분에게 살을 빼는 최상의 식습관을 소개하겠다. 다양한 방법을 연구하고 검증하면서 직접 찾아낸 방법이니 따라 해보길 바란다.

우리에게는 '아침에 일어나 점심에 활동하고 밤에 잔다'라는 기본적인 생활 사이클이 있다. 몸의 생체 리듬이 이 영향 아래 있어서 소화하는 시간, 즉 대사하는 시간도 따로 존재한다. 이 사이클에 따르면 우리가 배설하는 시간은 새벽 4시부터 낮 12시까지다. 태양이 뜨는 인시(새벽 3시~5시)에서 중천에 떠 있는 오시(오전 11시~오후 1시)의 중반까지라고 보면 된다.

이때 우리 몸은 양기의 영향을 많이 받는다. 몸은 이 시간에 어제 먹은 음식에서 소화와 흡수 과정을 끝내고 남은 찌꺼기를 배출한다. 그런데 배설 시간에 음식을 먹으면 이 과정이 뒤섞이고 몸속의 노폐물 배출도 방해받는다. 바닷물도 밀물과 썰물이 동시에 이루어지지는 않듯이 우리 몸에서 이뤄지는 일도 자연의 이치를 그대로 따르기 마련이다.

따라서 배설 시간에 음식을 먹지 않고 공복의 상태를 깔끔하게 유지하는 1일 2식 습관이 필요하다. 특히 30~40대가 넘어서면 몸속의 효소 양이 줄어들기 때문에 되도록 1일 2식 습관을 지키는 것이 좋다.

조선 후기의 학자 윤최식이 편찬한 『일용지결』에 보면 그 당시 선비들은 하루 두 끼를 먹으며 새벽 2시에 일어나서 밤 10시에 잠자리에 들기까지 공부를 했다는 기록이 나온다. 그리고 첫 식사는 오시 즉 오전 11시에서 오후 1시 사이에, 저녁은 유시 즉 오후 5시부터 7시 사이에 먹는다고 적혀 있다.

오전에 공복 상태를 유지해서 마치 단식하는 것처럼 위장이 충분히 쉬도록 하는 것이다. 또 위장으로 몰릴 혈액이 뇌에서 충분히 활동하도록 유도해서 맑은 머리로 공부에 집중할 수 있다. 옛 선현들의 지혜가 참 뛰어나다.

이렇게 태양의 양기를 이용하는 방법을 활용하면 위장을 빠른 시간에 마르고 탄력 있게 만들 수 있다. 그 결과 살이 쉽게 빠진다. 일주일만 따라 하고 바지를 입어보라. 톡톡히 효과를 누릴 수 있을 것이다.

양기를 활용하는 필살기는 음식을 완전하게 소화해서 에너지를 만드는 건강한 위장을 만드는 게 비법이다. 음식이 위장에 머물면 살이 찌지 않고 에너지가 된다. 그런데 소장까지 내려가면 몸에 저장되면서 살이 찐다. 이 원리를 활용하면서 태양의 양기까지 이용하면 건강한 위장을 만들 수 있다. 보통 태양은 인시(새벽 3~5시)에 떠서 미시(13~15시)에 기운을 다한다. 이 시간에는 위장이 양기를 듬뿍 받도록 태양이 도와주는데 이때 우리가 물을 마시지 않으면 위장이 더욱 건조해지고 탄력이 생겨서 죽은 위장도 살아난다.

1. 아침을 굶고 물도 마시지 않고 기다리다가 16시간 단식이 끝나면 점심을 먹는다. 이때 국이나 찌개를 피하고 밥과 반찬만 꼭꼭 씹어 먹는다.
2. 점심을 먹고 2~3시간 후, 오후 3시 30분(미시)이 지나면 물을 마신다(이게 하루 중에 처음 마시는 물이다). 이때 물을 두 잔 정도 마시면서 환을 먹는다.
3. 저녁 식사 1시간 전에 배변 활동을 원활하게 하는 환을 먹는다.

4. 저녁은 먹고 싶은 대로 먹는다. 한 그릇 충분히 먹어도 되고 수박을 제외한 과일도 먹고 싶으면 먹는다.

5. 저녁을 먹고 2시간 후에 물을 마신다. 이후에는 물은 넉넉하게 마신다. 태양의 기운이 없는 시간이라서 괜찮다. 환을 한 번 더 먹어도 좋다.

다이어트를 위한 식사 순서

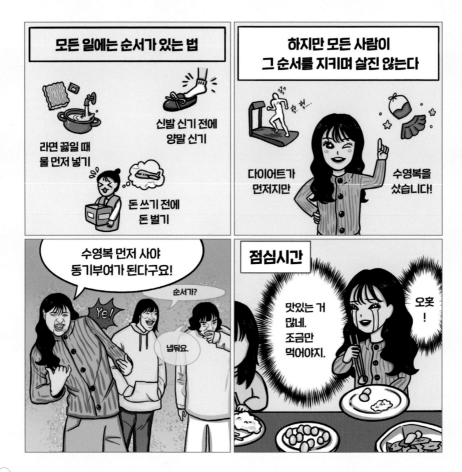

오늘부터 다이어트 필살기

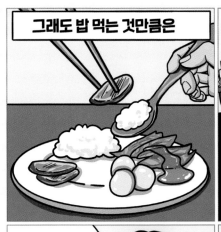

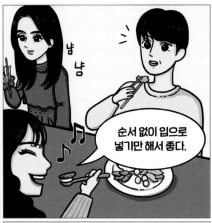

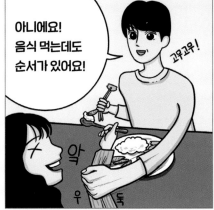

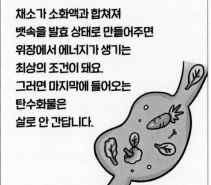

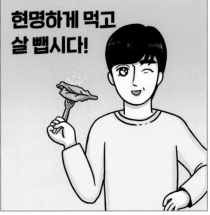

케톤 상태가 되려면

케톤 다이어트의 인기가 날로 높아지고 있다. 다이어터라면 누구나 케톤 다이어트를 한 번쯤 들어봤을 것이다. 케톤 식이요법이란 저탄고지와 일맥상통하는 다이어트법이다. 우리 몸은 주 에너지원인 탄수화물을 제한하면, 탄수화물을 대신해서 지방을 분해하는 대체 에너지가 생성된다. 이것이 케톤이고 케톤 상태가 지속되면 우리 몸은 지방을 태우는 몸으로 변한다. 이렇게 하면 케톤을 이용하지 못하는 암세포는 굶겨서 없앨 수 있고 몸이 전반적으로 건강해진다.

케톤에는 여러 장점이 있다. 우선 연비가 좋다. 포도당보다 2배 높은 연비를 자랑하기 때문에 동굴에 열흘 넘게 갇힌 사람도 물만 먹고 연명할 수 있다. 또 항암 효과가 있다. 케톤체가 염증을 줄이는 항암 작용을 한다는 것이 동물 실험 결과 밝혀졌다. 그래서 면역을 이용하는 암 클리닉에서는 저탄수화물 식단을 권한다. 마지막으로 장수 유전자를 활성화한다.

시르투인(sirtuin)이라는 장수 유전자가 있는데 지방을 분해하는 상태인 케톤체가 생성되면서 이 유전자도 깨어난다.

케톤 상태가 되면 우리 몸은 지방을 에너지원으로 쓰기 때문에 배가 고파도 허기지거나 지치지 않는다. 오히려 지구력이 좋아지고 근육 능력이 향상된다. 그러면 이쯤에서 쉽게 케톤 상태가 되는 방법을 알아보자.

1. **공복에 버터나 코코넛 오일 혹은 오메가3를 섭취한다.** 밥을 먹고 나서 먹는 것은 의미 없다. 버터는 유제품 가운데 유일하게 산성이 아니므로 좋은 버터를 많이 먹자(마가린은 금물이다).
2. **탄수화물을 줄인다.** 여기서 문제는 사람마다 탄수화물 줄여야 하는 기준치가 다르다는 거다. 어떤 사람은 하루에 밥 한 공기 정도로 충분히 케톤 상태에 들어가는데 어떤 사람은 하루 반 공기로도 케톤 상태가 되기 어렵다.
3. **지방을 잘 태우는 체질을 만들자.** 앞에서 위장의 양기를 올려주는 방법을 소개했다. 위장에 양기가 가득해야 당질도 지방도 모두 태워서 에너지원을 만들 수 있다.

케톤 상태인지, 아닌지 알려면 입안의 상태를 보면 된다. 입안이 약간 마르면서 구취가 생기면 케톤 상태라고 보면 된다. 식초를 티스푼으로 한두 스푼 먹으면 구취는 해결된다. 또 한 가지 징조는 배 속이 빈 것 같은데 이상하게 에너지가 떨어지지는 않는다. 공부를 해도, 걷기를 해도 기운이 떨어지는 게 확실하게 더디다. 마지막으로 케톤 상태에서 음식을 먹으면 소화가 잘 된다. 위장에 부담이 없다.

자, 이제 힘들게 케톤 상태에 돌입했다면 그 상태를 유지하도록 해야 한다. 속은 적당히 비었는데 에너지는 충분하고 당질과 지방을 태우고 있으니 이보다 더 좋을 수 있을까. 만약에 배가 고파지기 시작하면 치즈나 버터를 먹어라. 공복감은 없어지고 에너지가 생기기 시작한다.

케톤 다이어트는 살이 빠지는 것 외에도 뇌의 구조와 기능에 좋은 영향을 끼치는 것으로 나타났다. 우리 몸에서 에너지를 가장 많이 사용하는 기관 중 하나인 뇌도 평상시에 포도당을 에너지원으로 사용한다. 그런데 음식물 공급이 끊기는 단식 상황에서는 케톤을 에너지원으로 사용한다.

뇌가 케톤을 사용하기 시작하면 신경세포의 성장과 분할을 돕는 뇌유래신경성장인자(BDNF)의 분비가 증가한다. 미국 존스 홉킨스 대학의 뇌과학 전문가인 마크 맷슨(Mark P. Mattson) 교수가 쓴 논문에 의하면 간헐적 단식을 통해서 뇌의 인지능력을 개선할 수 있다고 한다.

맷슨 교수는 인간은 식량이 부족한 상황에서 생존하는 방향으로 진화했기 때문에 뇌도 공복 상태에서 활발하게 두뇌회전을 하도록 진화했다고 주장한다. 반대로 과식은 인지기능을 떨어뜨리고 정신 질환과 치매의 위험을 높인다고 한다.

필살기 tip 케톤 상태로 들어가는 2주 식단

이 식단의 목표는 독소 배출과 함께 지방을 태우는 체질로 확실히 자리 잡게 해주는 것이다. 지방을 에너지원으로 사용하는 케톤 상태에 빠르게 들어가서 오래 머무르기 위한 식단이다. 2주 동안 꾸준히 하면 습관으로 만들기 쉽다. 핵심은 소화 잘되는 단순 식단, 고지방 저탄수화물 식단, 간헐적 단식의 식단으로 구성된다는 것이다.

고기, 채소와 과일, 곡류 등 좋아하는 음식으로 식단을 구성한다.
소화효소는 서로 섞이면 소화력이 떨어진다. 약산성의 단백질 소화효소와 약알칼리성의 탄수화물 소화효소가 섞여서 중성이 되면, 소화효소의 양이 더욱 많이 필요하고 완전 소화가 되기 어렵다. 완전 소화가 되지 않으면 살이 찐다.

지방을 분해하는 효소는 간이 편안해야 잘 분비된다.
간이 편안하려면 체내에 독소가 없어야 한다. 독소가 없는, 즉 첨가물이 적은 음식으로 식단을 짜면서 고지방 저탄수화물 위주로 구성한다. 고지방 저탄수화물 식단을 먹었으나 살이 빠지지 않는 경우는 대부분 간이 피로하거나 체내에 독소가 쌓인 경우이다.

케톤의 장점

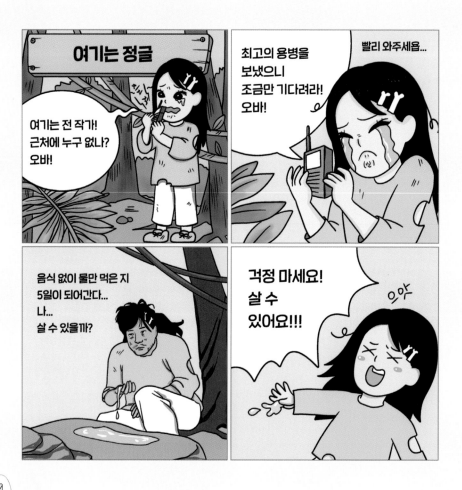

오늘부터 다이어트 필살기

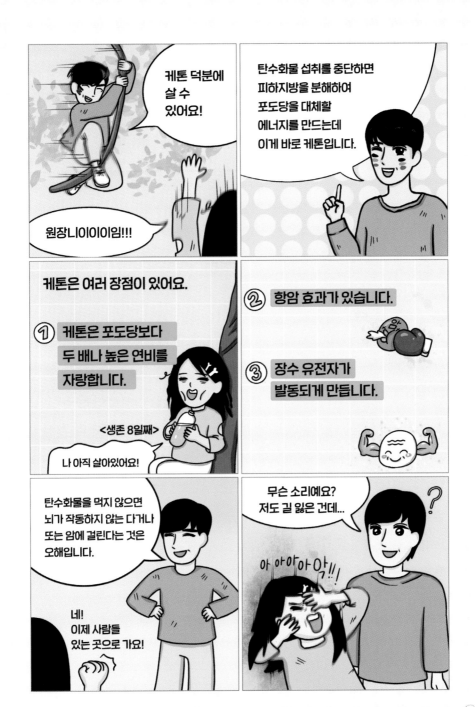

지방을 녹이는 커피가 있다

　몇 년 전부터 많은 다이어터가 방탄커피를 마시고 있다. 방탄커피는 미국 실리콘밸리의 사업가 데이브 에스프리(Dave Asprey)에 의해 처음 알려진 커피다. 진한 원두커피에 무염 버터와 MCT오일을 섞어서 만든다.

　코코넛 오일을 넣는 레시피도 있는데 MCT오일을 추천한다. 그 이유는 MCT오일이 몸에 흡수가 잘되고 더 빨리 에너지로 쓰이기 때문이다. 자연히 다이어트 효과도 더 좋다. MCT오일은 처음부터 많이 넣지 말고 소량으로 시작해서 양을 늘리는 게 좋다. 처음부터 많이 섭취하면 복통이나 설사로 고생할 수 있다. 방탄커피로 우리 몸은 지방이 잘 분해되고 배변도 시원해지고 에너지가 왕성해진다.

방탄커피 레시피

재료 버터 1~2 큰술, MCT오일 1~2 작은 술, 진한 커피

만드는 법 온수를 4분의 1잔쯤 붓고 위의 재료를 모두 넣는다. 믹서기나 도깨비 방망이로 갈아서 거품이 나게 한 후 마신다.

주의할 점

- 버터와 MCT오일을 믹서기로 완전히 갈아야 한다. 그래야 재료가 충분히 섞이고 몸에도 빠르게 흡수된다. 버터는 잘 섞을수록 미셀(micellar particle 아주 작은 입자) 상태가 되기 때문이다. 이렇게 작은 입자로 흡수돼야 지방이 에너지원으로 빠르게 변환된다. 이때 자연 방목한 소의 우유로 만든 천연 버터를 사용하는 게 좋다.
- 방탄커피를 마신 후에 적어도 3~4시간 정도는 과도한 수분을 피하고 식사는 멀리 해야 한다. 인슐린이 분비되면 버터의 지방이 바로 저장이 되기 때문이다.
- 방탄커피는 지방을 태우면서 쓸개즙을 이용한다. 따라서 간이 충분히 쉬어서 피로가 없을수록 효과가 높다. 충분히 잘 자고 일어난 후에 한 잔의 방탄커피를 마시면 좋다. 배변이 촉진되고 지방 분해가 더욱 활발해진다.

필살기 tip 방탄커피에 관한 궁금증

Q. 방탄커피를 마실 때 버터를 따로 먹고 커피를 마셔도 되나요?

A. 따로 드셔도 됩니다. 버터는 기호에 맞게 조절해서 보통 10~30그램 정도 드세요.

Q. 분말로 된 방탄커피도 괜찮나요?

A. 드셔도 되지만 직접 만들어 드셔야 좋은 버터를 사용할 수 있습니다.

Q. 공복에 카페인이 괜찮을까요? 위장에 자극을 줄 것 같은데요.

A. 괜찮습니다. 자극이 많이 느껴지면 커피 대신 녹차나 홍차를 넣으셔도 됩니다.

Q. MCT오일이 종류가 너무 많아요. 어떤 제품을 사는 게 좋을까요?

A. C8 성분이 높은 것입니다. C8 MCT오일로 검색해서 직구로 구매할 수 있습니다. 방탄커피를 활용해서 다이어트에 성공하려면 평소 저탄고지 식습관을 가져야 합니다. 또 운동을 자주 하거나 외부 활동이 많으면 버터만 넣어도 되지만 그렇지 않다면 MCT오일을 넣는 것이 효과적입니다.

피하지방 내장지방 없애 주는
방탄커피

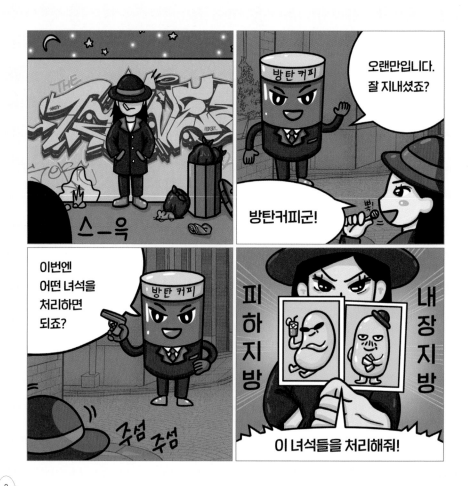

오늘부터 다이어트 필살기

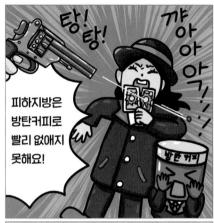

피하지방은
방탄커피로
빨리 없애지
못해요!

탕!
탕!

꺄아악!!!

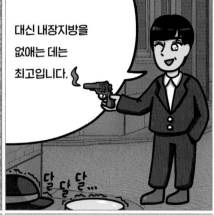

대신 내장지방을
없애는 데는
최고입니다.

달 달 달...

피하지방은
대사가 원활하게
이루어지지
않은 경우에 생겨요.

이런 분들은 땀을 내는 게
급선무입니다.

내장지방이 있다면
음주 과다(특히 맥주), 냉수 과다,
폭식 등을 줄이고 아침 공복에
방탄커피를 권합니다.

방탄커피를
드실 때
분비되는 쓸개즙이
내장지방을 없애는데
최고랍니다.

꼼짝마!
내장지방!

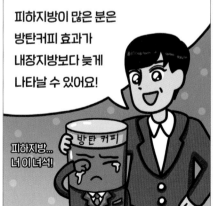

피하지방이 많은 분은
방탄커피 효과가
내장지방보다 늦게
나타날 수 있어요!

피하지방...
너 이녀석!

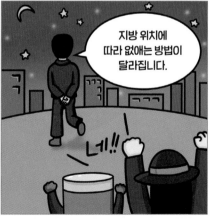

지방 위치에
따라 없애는 방법이
달라집니다.

네!!

과일과도 거리두기하세요

　아침에 먹는 사과 한 개는 금처럼 소중하다고 한다. 하지만 다이어트에는 좋지 않다. 왜 그럴까? 공복은 지방을 분해해서 에너지를 얻고 우리몸을 다이어트 체질로 만드는 절호의 기회다. 그런데 이 좋은 시간에 당분이 많은 음식을 먹으면 체지방이 분해될 기회를 날려버리는 것이나 마찬가지다. 또 우리 몸을 쉽게 살찌지 않는 체질로 만들어줄 기회도 함께 사라진다. 당분이 조금이라도 체내에 들어오면 인슐린이 분비되고 지방분해는 멈추고 당분이 지방 세포 대신 분해되기 때문이다. 그래서 당분이 많은 음식을 피하라고 한다.

　보통 당분이 많은 음식 하면 탄수화물이 함유된 흰쌀밥이나 빵을 떠올린다. 하지만 과일에도 상당한 양의 당분이 있다. 식이섬유나 무기질 등의 좋은 성분 때문에 과일이 무조건 몸에 좋다고 생각하기 때문에 과일에 함유된 탄수화물을 떠올리지 못하는 것뿐이다.

예전에 제주도에서 한의원을 운영했는데 한의원에 과일이 끊일 날이 없었다. 한의원을 방문하는 분들이 한라봉이나 귤을 주시는 바람에 풍족하게 먹을 수 있었다. 문제는 과일을 흔하게 접하니까 너무 많이 먹어서 살이 찐다는 것이었다. 한라봉을 매일 5개씩 먹고 7킬로그램 넘게 살이 찐 분도 있었다. 그도 상담하는 중에 과일에 관한 선입견을 드러냈다.

"과일도 살이 찌는지 몰랐어요!"

과일에는 효소가 풍부하고 비타민 등이 충분히 함유되어 있다. 장점이 많은 식품이고 우리 몸을 건강하게 한다. 아마 과일을 먹고 체한 경험은 거의 없을 것이다. 다만 과도하게 먹으면 당을 지나치게 섭취하고 살을 찌우는 인슐린 분비를 촉진하게 된다.

다이어트 중이라면 오후 이후부터 잠자리에 들기 한두 시간 전까지만 과일을 섭취하자. 특히 아침 공복에 빵, 과자, 과일은 반드시 피하자. 과일을 선택할 때는 당 수치가 상대적으로 낮은 과일을 선택하자. 망고, 바나나, 파인애플, 수박 같이 달콤한 과일은 당 수치가 매우 높다. 비교적 높지 않은 딸기, 블루베리, 블랙베리, 자두로 대체하는 것이 다이어트에 유리하다.

또 과일을 주스로 갈아 마시면 소화 흡수가 빨라져서 혈당이 급격히 올라간다. 뿐만 아니라 주스 한 잔을 만들기 위해서는 생과일로 먹을 때보다 훨씬 더 많은 양의 과일이 들어간다. 그냥 먹을 때 한 개만 먹는다면 주스로는 두세 개를 섭취하게 된다. 또 과일은 말리면 당분이 더 많아진다. 점심 후에 당 수치가 높지 않은 상대적으로 덜 달콤한 과일을 골라서 생으로 먹도록 하자.

아침 사과는 금?

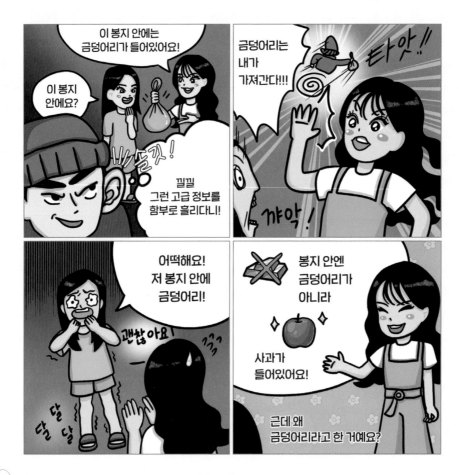

오늘부터 다이어트 필살기

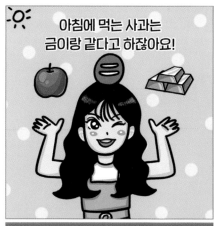

아침에 먹는 사과는
금이랑 같다고 하잖아요!

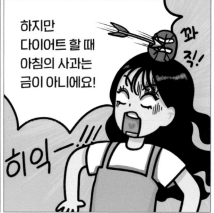

하지만
다이어트 할 때
아침의 사과는
금이 아니에요!

히익—!!!

콰직!

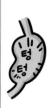

공복은 지방을 분해하고
에너지를 얻는 체질을
만드는 때입니다.

텅
텅

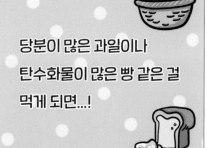

당분이 많은 과일이나
탄수화물이 많은 빵 같은 걸
먹게 되면...!

체지방이 없어질 좋은 시간을
날리게 됩니다.
몸 안의 지방을 분해하는
체질 또한 못 만드는거죠.

안...돼....!!!

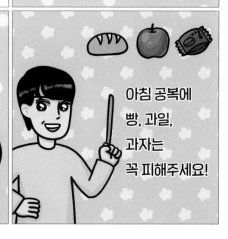

아침 공복에
빵, 과일,
과자는
꼭 피해주세요!

명절이 원수다

　명절이 되면 밥상 받기가 두렵다. 전을 부치면 고소한 냄새가 식욕을 자극한다. 방금 부친 따끈한 전을 한두 개 집어 먹다보면 어느새 배가 불러온다. 그런데 부엌 한쪽에서 또 맛있는 냄새가 풍긴다. 짭짤하게 조린 갈비찜은 또 왜 그렇게 맛있는지! 아무리 풍성하게 보내는 게 미덕인 명절이지만 이렇게 고삐를 풀고 먹었다가는 후회하기 십상이다. 살찌지 않고 명절을 보내는 방법은 없을까?

　똑같이 명절 음식을 먹더라도 먹는 방법만 다르게 해주면 살이 더 많이 찌는 최악의 상황을 피할 수 있다. 그러면 똑같이 먹어도 살이 더 많이 찌는 경우도 있을까? 바로 과식하면서 수분을 많이 섭취하는 경우가 그렇다. 이렇게 하면 몸무게가 금방 늘어난다.

　속이 더부룩하고 답답한 상태에서 계속 먹으면 몸무게가 더 쉽게 늘어난다. 적어도 3킬로그램 늘어나는 것은 일도 아니다. 바로 식적 상태가 되기 때문이다. 식적 때문에 속은 더부룩하고 답답한데 입은 또 당긴다.

휴가나 명절에 살이 쪘다고 호소하는 이들 가운데 식적으로 고생한 경우가 아주 많다. 기름진 음식이나 밀가루 음식을 많이 먹고 거기에 수분 섭취까지 지나치게 많이 한 게 원인이다. 그러면 어떻게 먹어야 할까?

1. 기름지고 칼로리가 높은 음식을 먹기 전에 효소를 먹는다.
2. 식탁에 올라온 여러 음식 중에서 무를 먼저 먹는다. 무는 소화에 좋은 천연 소화제다. 만약에 무김치가 없다면 쌈무라도 먹어라.
3. 식사하고 1시간 정도 지나면 발효 식초를 희석한 물을 한 잔 마신다. 발효된 김치 국물도 좋다. 기름진 음식을 소화할 수 있도록 돕는다.

이게 바로 식적을 피할 수 있는 살도 잘 찌지 않는 명절 보내기 대책이다. 이 정도만 지켜도 몸무게가 불어나는 참사를 막을 수 있다.

오랜만에 반가운 가족들과 만나는 명절이 원수가 되어서는 안 된다. 그렇다고 명절을 혼자 보낼 수도 없지 않는가. 먹는 방법을 잘 지키면서 서로 따뜻한 얼굴로 마주 볼 수 있기를 바란다.

휴가 때 살 안 찌기

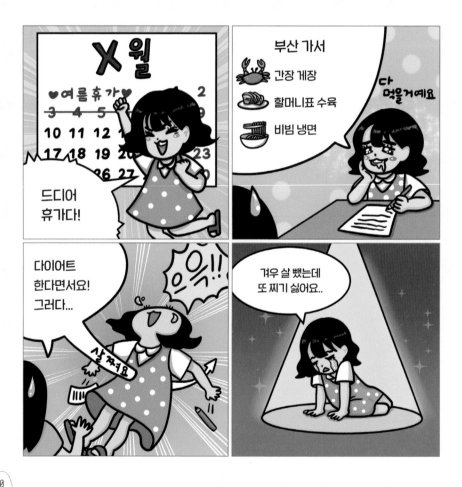

오늘부터 다이어트 필살기

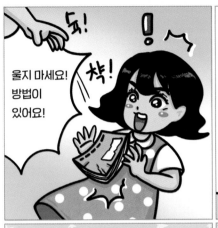

울지 마세요!
방법이
있어요!

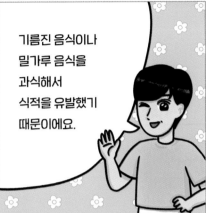

기름진 음식이나
밀가루 음식을
과식해서
식적을 유발했기
때문이에요.

☆ 어떻게 먹는게 좋을까요? ☆

1 음식을 먹기 전,
효소를 씹어드세요.

2 식사 중 무를 드세요.
무는 소화에 좋답니다.

3 식사 1시간 정도 후에
발효 식초를 희석한 물을
한 잔 마셔주세요.
발효된 김치 국물도
좋습니다.

꿀꺽
꿀꺽

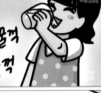

가장 기본이
되는 것은

☆ 냉수 금지   ☆ 물 따로 밥 따로

약간 적게 먹고
오래 씹는 것입니다.

휴가 잘 보내고
오세요!

네!!!

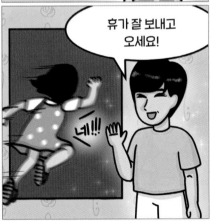

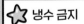

살 빠지는데 우울해요!

"그렇게 살을 빼고 싶어 했고 성공했는데 너무 우울해요."

다이어트 성공 후에 이렇게 우울감을 토로하는 이들이 있다. 몸이 가벼워졌으니 신나고 활기가 넘치고 기분이 날아갈 것 같이 좋아야 하는데 오히려 몸이 무겁고 기분이 축축 처진다니, 이게 무슨 일일까?

한의학에서는 이런 증상을 '진기가 빠졌다'라고 표현한다. 여유 없이 빠르게 기력을 소모해버리는 경우, 에너지를 쏟아버린 후에 나타나는 현상이다. 예를 들면 심한 운동이나 다이어트로 인해서 미네랄이 빠지면 우울감을 느낀다는 연구 결과가 있다.

특히 다이어트를 해도 급하게, 빨리 감량하고 싶어 하는 이들이 있다. 보통 이런 이들은 유산소 운동을 심하게 하여 땀을 많이 흘리고 지방을 태운다. 유명 연예인들 중에도 단시간에 체중을 감량해서 컴백하는 경우가 있다. 연예인이라는 직업군에 우울증과 공황장애가 많은데 이 경우도 진이 빠져서 그렇다.

다이어트를 하면서 근육량은 유지하려고 가공한 닭 가슴살과 프로틴, 에너지바 같은 음식만 섭취하면 미네랄이 부족해진다. 에너지를 심하게 소모하면서 좋은 영양소가 많이 함유된 음식은 섭취하지 못하기 때문에 진이 빠지는 것이다. 땀으로 미네랄이 다 빠져 나가고 채워지는 건 없다.

연구 결과 우울증과 공황장애의 주된 원인이 바로 미네랄 부족이라고 한다. 다이어트 하면서 잘못된 식습관으로 생긴 미네랄 부족이 원인이 되어 다이어트에 성공해도 우울한 것이다. 이런 경우 칼슘, 마그네슘이 들어간 종합영양제를 매일 꾸준히 먹어야 한다. 탄수화물은 줄이더라도 좋은 지방과 단백질, 특히 채소는 충분히 섭취하자. 그리고 미네랄의 보고인 천일염이 들어간 김치를 많이 먹는 것도 좋다.

흔히 비타민C는 잘 챙겨 먹으면서 미네랄 섭취는 상대적으로 소홀한 경향이 있다. 미네랄은 우리 몸에서 3.5퍼센트의 극소량을 차지하지만 부족하면 우울증과 무기력감을 느끼는 것은 물론 건강의 균형까지 해칠 수 있다.

비록 많은 양이 필요하지 않지만 칼슘, 마그네슘, 칼륨, 인, 철 등의 무기질은 뼈와 치아를 만들고 근육과 장기에도 반드시 필요한 성분이다. 우리가 어릴 때부터 음식을 골고루 먹으라고 잔소리를 듣는 이유도 여기에 있다. 미네랄이 부족하지 않게, 미량이지만 꼭 필요한 영양소를 골고루 섭취하기 위해서 잘 먹어야 하는 것이다. 급격한 체중 감량으로 우울감에 시달린다면 마그네슘이 들어간 종합영양제와 함께 저탄고지 식사법을 실천하길 바란다.

스트레스, 너를 어쩌면 좋니

왜 우리 몸은 먹어서 스트레스를 풀려는 걸까? 가장 큰 이유는 고혈당 상태가 되면 기분이 좋아지기 때문이다. 마치 마약이라도 한 것처럼 노력하지 않아도 기분이 좋아진다. 그래서 혈당을 천천히 올려주는 현미밥처럼 소박한 음식보다 혈당을 빠르게 올려주고 자극적인 라면이 더 먹고 싶다. 앉은 자리에서 아이스크림을 한 통 다 먹고 싶은 것도 마찬가지다.

빠르게 혈당이 올라가면 기분이 좋아지니 몸은 다시 고혈당 상태가 되고 싶어 한다. 반대로 저혈당 상태가 되면 우울하고 짜증이 난다. 당에 중독된 아이들이 감정 기복이 심한 이유도 이 때문이다. 집중을 못하고 산만해지기도 한다.

스트레스를 폭식으로 푸는 이유 중에 또 하나 중요한 것이 심리적인 허기이다. 우리 몸은 긴장하면 교감신경이 강해지고 그러면 먹고 싶은 생각, 식욕이 없어진다. 그러나 긴장 상태가 풀리면 이완이 되면서 부교감

신경이 활발하게 작용한다. 그때 묶여있던 식욕이 일순간 풀어지며 먹고 싶은 욕구, 식탐이 강해진다. 스트레스를 많이 받고 긴장된 상황에 노출된 사람들은 심리적인 허기에 시달리기도 쉽다.

그러면 스트레스 때문에 폭식하는 습관을 고칠 수 있는 방법이 있을까? 우선 식탐을 줄이는 게 급선무인데 가장 먼저 실천해야 할 것은 탄수화물 줄이기이다. 달콤한 음료나 맥주처럼 탄수화물이 많이 함유된 술도 함께 줄여야 한다.

또 위장의 사이즈도 줄여야 한다. 많이 먹어서 위장을 늘리면 늘어난 공간만큼 채우고 싶다. 뷔페에 가서 쉬지 않고 몇 접시씩 먹는 사람이 여기에 해당되는데 이런 사람을 '뱃구레가 크다'라고 표현한다. 뱃구레를 줄이기 위해서 야식을 먹지 말고 저녁은 최대한 일찍 하자.

온수를 1~2잔 마시고 훌라후프를 돌리는 것도 도움이 된다. 훌라후프를 20~30분 신나게 돌리면 토네이도가 위로 올라가듯 위장도 위로 달라붙는다. 사우나 다이어트로 위장의 수분을 없애주는 것도 효과적이다.

또 한 가지 중요한 것은 스트레스를 푸는 자신만의 방법을 적극적으로 찾는 것이다. 명상, 여행이나 시간 가는 줄 모르고 집중하는 운동 같이 나에게 꼭 맞는 방법을 찾아서 정기적으로 스트레스를 풀어줘야 한다.

마지막으로 잠은 잘 자야 한다. 잠을 자는 동안 우리 몸은 활동하면서 받은 스트레스를 완화하고 손상된 기관을 회복시킨다. 이 밖에 스트레스를 완화하는 비타민B군, 마그네슘, 테아닌(theanine, 아미노산의 일종)등의 영양제를 섭취하는 것도 도움이 된다.

스트레스, 먹는 걸로 푸나요?

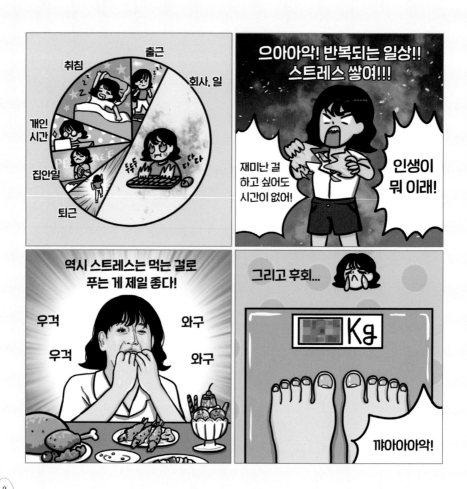

오늘부터 다이어트 필살기

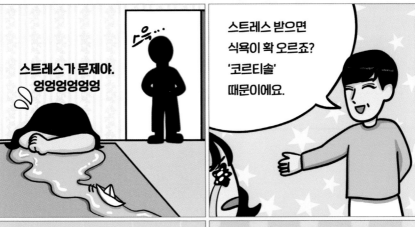

스트레스가 문제야.
엉엉엉엉엉엉

스트레스 받으면
식욕이 확 오르죠?
'코르티솔'
때문이에요.

'코르티솔'은
위급한 상황이 오면
몸의 기능을 확 끌어올려
기운이 나고 민첩하게
만듭니다.

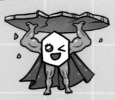

스트레스에 지속적으로 노출되면
코르티솔이 증가합니다.

이렇게 되면 문제가 생기는데

1 코르티솔은 근육을 파괴하여
에너지를 사용합니다.

2 근육량의 저하로 기초대사량이
감소하여 살이 찝니다.

3 복부 지방을 증가시킵니다.

운동으로 코르티솔을
줄이기보단,

* 깊은 복식 호흡으로
몸을 이완시키는 게 좋아요.

* 반신욕도 도움이
됩니다.

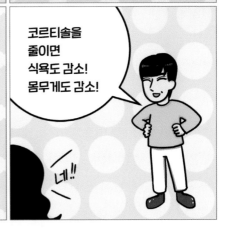

코르티솔을
줄이면
식욕도 감소!
몸무게도 감소!

네!!

소중한 머리카락을 지키려면

　요즘 탈모 때문에 고민하는 이들이 아주 많다. 잡지사 편집장으로 미모와 지성을 다 갖춘 여성이 있었는데 그에게 딱 한 가지 없는 것이 머리카락이었다.

　"어머, 편집장님! 두피가 보여요."

　그의 허전한 머리숱을 본 사람들은 모두 깜짝 놀랐고 당사자는 가슴이 찢어지는 것 같았다. 다 가졌는데, 거의 완벽한데 머리카락이 없다니!

　탈모는 도대체 왜 생기는 걸까? 탈모 해결법은 식물이 자라는 이치에서 힌트를 얻을 수 있다. 자꾸 화를 내고, 스트레스를 많이 받고, 과로하고, 찬 음료를 많이 마시고, 잠을 못 자고, 폭식하는 생활 패턴을 반복하면 어떻게 될까? 이는 식물이 뿌리 내릴 토양이 척박해지는 것과 다름없다. 배는 차갑고 열은 위로 올라가서 두피가 뜨거워진다. 심지어 피부색이 붉게 변하기도 한다.

이렇게 되면 두피에 피가 부족해진다. 두피의 두께는 점점 얇아지고 두피에서 나오는 머리카락은 뿌리를 내리지 못하고 점점 가늘어지다가 힘없이 빠진다. 나이를 불문하고 생기는 원형탈모도 극심한 스트레스가 원인이다. 원형탈모가 오면 병원에 가서 치료 주사를 맞은 후에 충분히 휴식하면서 안정을 취해야 한다. 그래야 탈모가 멈추고 회복될 수 있다.

일상에서 머리카락을 지키려면 과로하지 않게 조심하고 가능한 일찍 잠자리에 들어야 한다. 음식은 소박하게 먹고 많이 씹은 후 삼키자. 이렇게 하면 피가 충분해지고 좋은 열이 배를 중심으로 따뜻하게 머문다. 머리까지 올라가지 않는다. 이게 바로 탈모 걱정 없이 사는 방법, 건강하게 젊음을 유지하는 비결이다.

혹시 새치 때문에 걱정이 많다면 이 방법을 따라해 보자. 머리를 검게 해주는 음식은 신장에도 좋다. 한의학에서 검은색이 신장을 뜻하기 때문이다. 검은콩, 검은깨, 오디, 현미가 머리를 검게 하는 식품이다. 가끔 커피는 어떠냐고 묻는 이들이 있다. 커피는 향기로 경락을 소통시켜주기는 하지만 머리를 검게 하는 것과는 무관하다.

검은색 음식을 드세요

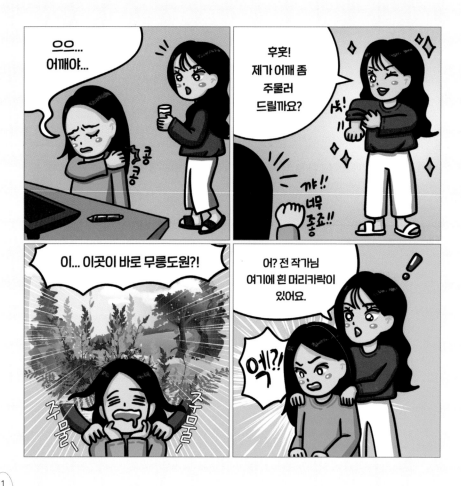

오늘부터 다이어트 필살기

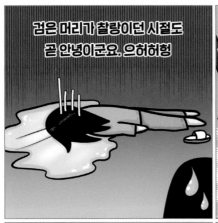

검은 머리가 찰랑이던 시절도
곧 안녕이군요. 으허허헝

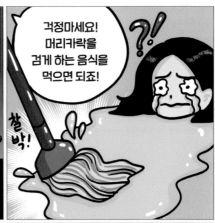

걱정마세요!
머리카락을
검게 하는 음식을
먹으면 되죠!

찰박!

☆ 검은콩

검은콩을 식초에 담가 식초콩으로

☆ 검은깨

두피가 건조해서 각질이 떨어지거나
가려울 때도 효과과 좋습니다.

☆ 현미

현미 껍질에는 비타민E와
같은 유효 성분이 많아요.

검은콩이 들어간
현미밥으로 비빔밥을
만든 후, 잘게 부순
검은깨를 넣어주세요.

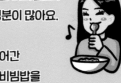

☆ 검은 오디

『동의보감』 등 한의학 고서에는
'검은 오디'를 오래 먹으면
머리카락이 검어진다고
적혀있습니다.

검은색 음식은
신장에도 좋답니다!

그럼 커피도?

아니요.

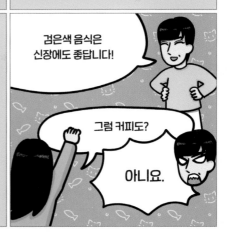

빵을 먹었는데 지방간?

술은 한 모금도 마시지 않았는데 지방간이라고 진단을 받을 수 있을까? 흔히 간 건강이 나쁘다고 하면 술을 많이 마셨다고 오해하는데 사실은 그렇지 않다. 이걸 이해하기 위해서는 간이 무슨 일을 하는지 알아야 한다. 간은 크게 네 가지 일을 한다.

1. 영양소 즉 탄수화물, 지방, 단백질을 소화해서 사용하기 적절한 형태로 바꾼다.
2. 해독작용을 한다.
3. 하루 1리터 정도의 담즙을 분비한다.
4. 다른 장기에서 분비된 호르몬을 분해한다.

지방간은 왜 생기는 걸까? 간이 지쳐서 지방을 분해하지 못하고 그대로 저장하면 생긴다. 특히 술을 많이 마시면 간이 해독하느라 지쳐서 지방간이 되기 쉽다. 그런데 술도 마시지 않는데 왜 지방간이 되는 걸까?

바로 탄수화물을 수시로 먹고 과식해도 지방간이 될 수 있다. 식사는 식사대로 다 하고 과자를 봉지째 먹으면서 탄산음료를 달고 사는 이들이 있다. 또 빵을 한꺼번에 서너 개씩 먹을 정도로 빵을 좋아하고 면 음식을 한꺼번에 몇 그릇씩 먹기도 한다. 이러면 지방간이 될 가능성이 높다.

쉽게 말해서 비만인 경우에 지방간이 많이 나타난다. 이래서 비만이 만병의 근원인 것이다. 간 건강을 위해서라도 과식하지 말고 저탄수화물 식단에 독소가 없는 천연 음식을 가까이 해야 한다. 간이 쉬면서 일해야 건강하게 제 역할을 할 수 있다.

간에 좋은 음식이 따로 있을까? 한방 처방 중에 '오자연종환(五子衍宗丸)'이 있다. 구기자, 토사자, 복분자, 차전자, 오미자까지 5가지 자(子)로 끝나는 한약재를 조합해서 만든 처방이다. 이걸 먹으면 양기가 좋아진다고 하는데 이 처방에서 핵심이 되는 약재가 바로 구기자이다.

구기자는 간과 신장을 좋게 한다. 특히 구기자의 베타인(betanin) 성분은 간의 피로를 회복시킨다. 그래서 지방간을 예방하고 치료하는 효과가 있다. 또 간의 영향을 받는 눈, 신장의 영향을 받는 허리에도 효과가 있다.

나는 구기자를 참 좋아한다. 살짝 볶아서 차로 마실 때 향과 맛이 탁월하다. 향이 은은하고 맛도 달콤하다. 단맛도 깊다. 무엇보다도 어린 시절 아버지가 구기자를 볶을 때 사방으로 풍기던 달콤하고 고소한 향을 잊을 수가 없다. 향기롭고 따끈한 구기자 차 한 잔 마시면서 간 건강도 함께 지키자.

저탄수화물 식단으로

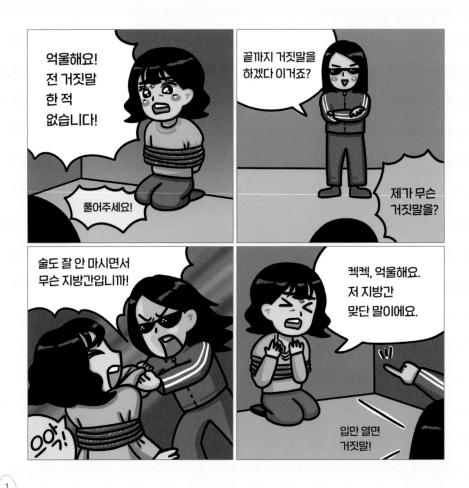

오늘부터 다이어트 필살기

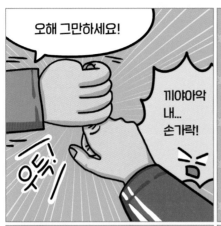

오해 그만하세요!

끼야아악 내... 손가락!

먼저, 간이 하는 일은

1. 탄수화물, 지방, 단백질을 소화하여 사용하기 적절한 형태로 바꾸어 줍니다.

2. 해독 작용을 합니다.

3. 하루에 1리터 정도의 담즙을 분비합니다.

4. 다른 장기에 분비된 호르몬을 분해합니다.

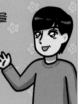

그렇다면 지방간은 무엇일까요?

간이 지방을 분해하지 못하고 간에 저장하는 걸 의미해요. 술도 안 마셨는데 지방간이 생기는 이유는 무엇일까요?

탄수화물을 수시로 먹으면 안 돼요. 식사는 식사대로 하고 과자, 음료수를 가까이 하고 빵, 면을 즐겨먹는다면...

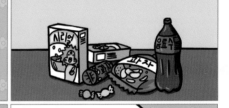

'지방간'이 될 수도 있습니다. 그래서 비만인 경우에 더 많은 지방간이 발견된답니다.

통통...

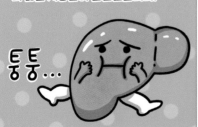

저탄수화물 식단, 독소가 없는 천연의 음식을 가까이 하세요.

네!

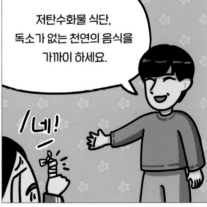

다이어트 필살기 2

: 체온은 올리고 면역은 챙기고

다이어트의 적, 냉적

냉적(冷積)이란 배 속에 찬 기운이 뭉쳐서 아픔을 느끼는 병이다. 찬 기운에 의한 혈액순환 장애로 생긴다. 실제로 배 속에 냉기가 강해지고 뭉치면 심하게 차가운 덩어리인 냉적이 생긴다.

1980년대에 가정마다 냉장고가 보급되기 시작하면서 여름이면 얼음물을 가지고 다니는 게 유행인 적이 있었다. 물통에 담긴 얼음물은 여름 필수품이었다. 그런데 그 무렵부터 배탈이 나는 아이들이 많아졌다. 그때는 이유를 모르고 아이들이 잦은 배탈에 시달려야 했다.

한의학을 공부하고 난 뒤에야 그때 왜 배가 아팠는지 알게 됐다. 냉적은 차가운 기운이 뭉쳐서 박힌 것으로 차가운 음료를 자주 마시는 사람들에게 흔히 나타난다. 특히 여름철에 더운 곳에서 일하는 사람들이 얼음물을 자주 들이키면서 냉적으로 고생한다.

냉적의 증상은 다섯 가지 정도로 정리할 수 있다.

1. 기력이 떨어진다.
2. 소화가 잘 안 되고 속이 답답하다.
3. 자궁이 차가워져 생리하면 뭉친 어혈이 나온다.
4. 생리통이 심하다.
5. 특히 아랫배와 하체가 잘 붓고 붓기가 살이 된다.

우리 몸은 배 속을 따뜻하게 보호하려는 본능이 있다. 그런데 냉적은 소화기를 차갑게 만든다. 몸은 본능에 따라서 뱃살을 두껍게 만들어 체온을 보호하려고 한다. 그래서 냉적이 있는 사람은 복부비만 혹은 내장비만이 되기 쉽다.

또 몸이 차가워지면 음식물 속에 포함된 수분이 밖으로 배출되지 못한다. 그래서 몸에 불필요한 수분이 쌓이면서 저체온을 더욱 부추긴다.

체온이 떨어져서 몸이 차가워지면 수분과 지방이 계속 저장되어 살이 찐다. 기초대사에 에너지도 절반 가까이 떨어지게 되는 셈이다. 그러니 많이 먹지 않아도 쉽게 살이 찐다. 차가운 음료를 달고 살고 술까지 즐기는 사람이 복부비만과 내장비만으로 고생하는 이유가 이 때문이다.

건강을 생각한다면 차가운 음료를 끊어야 한다. 갈증이 나고 차가운 음료가 당길 때는 건강한 신맛이 나는 발효 식초를 희석한 물을 마셔보라. 비타민C를 마시는 것도 좋은 방법이다.

냉적 조심하기

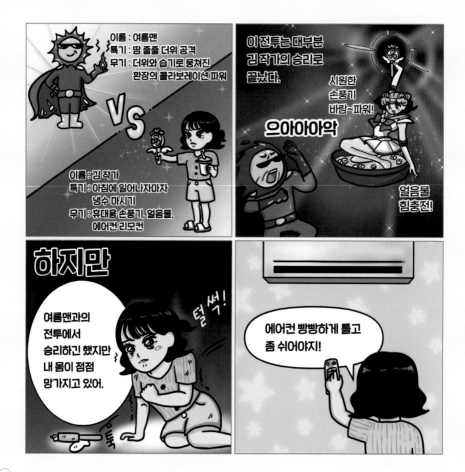

오늘부터 다이어트 필살기

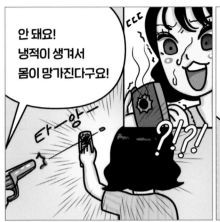

안 돼요!
냉적이 생겨서
몸이 망가진다구요!

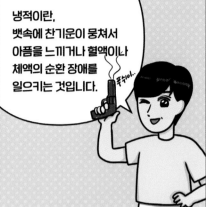

냉적이란,
뱃속에 찬기운이 뭉쳐서
아픔을 느끼거나 혈액이나
체액의 순환 장애를
일으키는 것입니다.

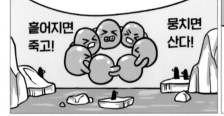

뱃속 온도가 낮아지면
우리 몸은 스스로를 보호하기 위해
뱃살 지방을 두껍게 만듭니다.

흩어지면
죽고!

뭉치면
산다!

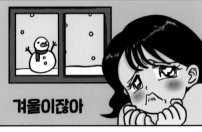

겨울이잖아

겨울에 살이 잘 찌는 분들은
배를 따뜻하게 해주세요.
차가운 것을 가까이 하면 복부비만,
내장비만이 생기기 쉬워요.

냉적 증상은

1. 기운이 떨어집니다.
2. 소화가 잘 안 됩니다.
3. 속이 답답합니다.
4. 얼마 먹지 않았는데 소화가 안 됩니다.
5. 생리 시에 뭉친 어혈이 나옵니다.
6. 생리통이 심합니다.
7. 특히 하체가 잘 붓습니다.

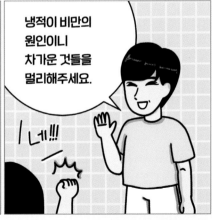

냉적이 비만의
원인이니
차가운 것들을
멀리해주세요.

네!!!

차가움이 피를 더럽힌다

우리 몸의 체온은 몇 도인가? 보통 36.5도로 알고 있지만 현대인의 식습관과 생활환경이 변해서 2~3도 정도 낮은 경우도 많다. 체온이 낮은 것은 건강이 그만큼 위험하다는 신호이다. 실제로 대부분의 병이 저체온에서 비롯된다. 무엇보다 체온이 낮으면 살이 찌기 쉬운 체질, 비만이 되기 쉽다.

왜 그런 걸까? 체온이 떨어지면 우리 몸에는 다양한 변화가 일어난다. 우선 혈관이 수축된다. 그래서 혈액순환이 제대로 되지 않는다. 또 말초혈관까지 영양분과 산소가 제대로 공급되지 않아서 노폐물과 독소가 처리되지 못하고 혈관에 그대로 남는다. 그 결과로 몸이 뻣뻣해지고 탄력을 잃게 된다. 이게 노화작용이다. 말초까지 피가 잘 돌지 못해서 늙는 속도가 빨라진다. 건강하려면 혈액이 힘차게 순환하면서 영양분과 산소를 공급해야 한다. 그러면서 혈액에 노폐물이 쌓이지 않도록 깨끗하게 제거해야 한다. 이 작용이 제대로 되지 않으면 면역력이 떨어지고 기력도 약해져 쉽게 피로해진다.

누구나 추운 겨울에 한 시간쯤 밖에서 떨다가 따뜻한 곳으로 들어간 경험이 있을 것이다. 이럴 때 몸이 녹으면 어떻게 되는가? 눈이 스르르 감기면서 잠이 온다. 혈관이 수축되어 급격히 피로가 몰려오기 때문에 생기는 현상이다. 그래서 만성적 피로에 시달리는 이들의 체온을 재보면 상당히 낮은 편이다.

체온이 낮은 상태가 오래 지속되면 가장 먼저 어떤 증상이 나타날까? 수족 냉증과 하복부 냉증이 나타나고 배가 차가워진다. 특히 수족 냉증은 혈액순환이 되지 않는 여성에게서 자주 나타난다. 또 소화가 되지 않고 무력하다. 변비가 심해지거나 설사가 심해지기도 한다. 몸을 이런 상태로 계속 방치하면 면역력이 떨어져서 성인병과 암이 발병할 수 있다.

특히 체온 유지가 중요한 겨울에는 체온을 올려주는 다이어트가 반드시 필요하다. 정상 체온인 36.5도에서 체온이 1도만 내려가도 몸에 큰 변화가 나타난다. 대표적으로 몸에서 에너지를 만드는 과정인 신진대사율이 13퍼센트나 감소한다. 대사율이 떨어지면 혈액순환에 문제가 생기고 신체 기능 저하로 지방 분해 능력이 현저히 떨어진다. 이런 몸은 살을 빼고 싶어서 다이어트를 해도 살이 빠지지 않는다.

냉수 한 사발 = 독약

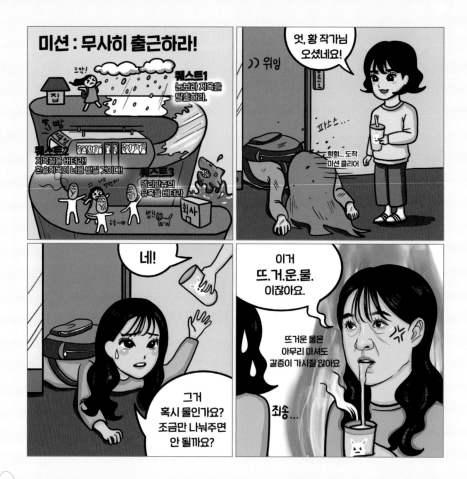

오늘부터 다이어트 필살기

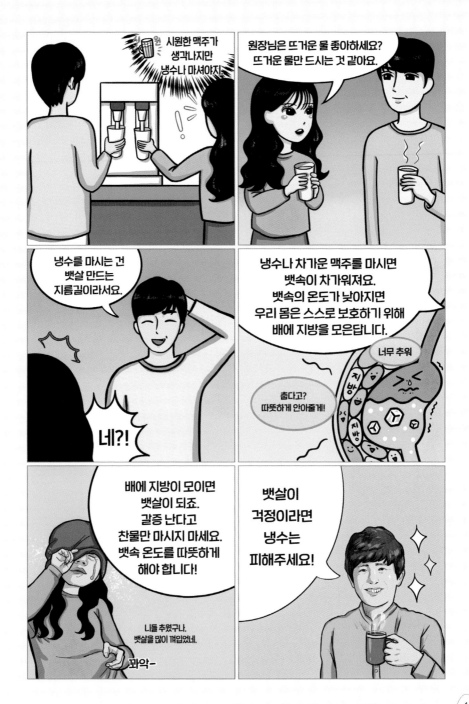

피부, 이번 생은 틀렸다고요?

  낙엽이 바스락거리는 계절이 오면 얼굴이 건조해진다. 무작정 물을 많이 마시거나 비싼 수분 크림을 사고 마스크팩을 하는데 그것만으로는 해결되지 않는다.

  특히 냉수를 자꾸 마시면 얼굴이 촉촉하기 전에 배 속이 차가워진다. 그 결과 열을 위로 올려 보낸다. 이렇게 되면 몸이 붓고 무거워지다가 붓기가 살이 되기 십상이다. 한의학에서는 얼굴이 건조해지는 원인을 이렇게 정리한다.

1. **배 특히 하복부가 차가워서** 냉수를 멀리하고 차가운 음식을 끊는다.
2. **피가 부족해서**(흔히 진액이 부족하다고 한다) 모발, 피부, 얼굴이 건조하고 손발이 차갑다면 피가 부족하다고 봐야 한다.
3. **갱년기 증상이 시작돼서** 40대 후반~50대 중반인 경우 해당된다.
4. **심장에 화가 있어서**(화병) 불면증이 동반된다.

이 중에 한 가지라도 해당된다면 반신욕을 꾸준히 하면 좋다. 또 아침 공복에 뜨거운 물이나 차를 마시는 습관도 좋다. '물 따로 밥 따로' 법칙을 지켜서 몸속에 피가 충분하도록 해주는 것도 중요하다. 또 피부가 건조한 것은 단순한 수분 부족이 아니고 좋은 지방이 부족하다는 걸 뜻하므로 오메가3나 크릴오일 등을 충분히 섭취해주면 좋다.

건조함 다음으로 흔하게 나타나는 피부 고민은 기미다. 기미를 없애려다가 레이저 시술을 잘못 받고 고생하는 경우가 많다. 그만큼 기미가 흔하다는 것이다. 기미나 주름의 원인부터 알아보자.

기미는 햇볕에 의한 멜라닌 색소 때문에 생긴다. 또 임상에서 많이 나타나는 원인으로는 가슴 위로부터 머리까지 화가 많은 이들에게 많이 나타난다. 마지막으로 설탕이나 산화된 지방, 트랜스 지방의 과잉 섭취에 의해서 발생하는 활성산소 때문에 기미와 주름이 생긴다.

이 중에서 설탕, 산화된 지방, 트랜스 지방을 과잉 섭취하는 경우가 가장 나쁘다. 혹시 설탕 묻은 도넛, 튀겨놓고 시간이 지난 튀김을 탄산음료와 같이 먹는 걸 좋아하는가? 설탕과 산화된 지방을 콤보로 섭취하면 활성산소를 배로 흡수하는 셈이다. 이렇게 되면 피부가 거칠어지고 여드름 같은 염증성 피부가 되기 쉽다.

아름다운 피부를 원한다면 고가의 스킨케어 관리나 레이저 시술, 값비싼 화장품에 눈을 돌릴 게 아니라 식습관부터 체크해야 한다. 효소가 풍부한 좋은 식사와 소식, 그리고 효소를 가까이 하며 자주 먹는 것이 중요하다.

얼굴이 건조한 이유

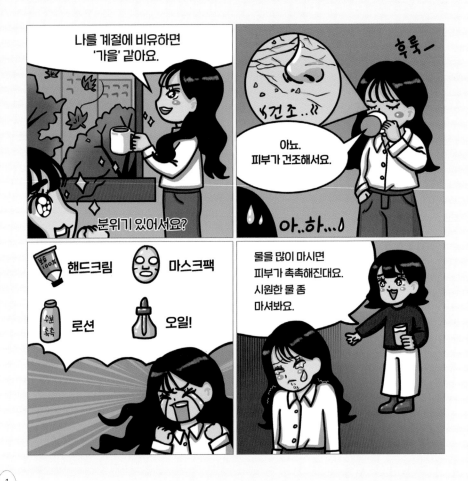

오늘부터 다이어트 필살기

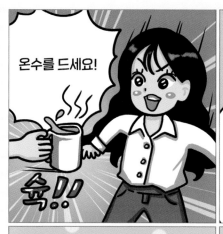

온수를 드세요!

슉!!

냉수를 자꾸 마시면
얼굴이 촉촉해지기 전에
물이 아랫배로 빠르게 내려가요.

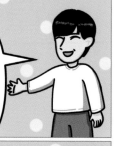

그렇게 되면
뱃속은 차가워지고
열은 위로 올라가죠.

한의학에서 얼굴이 건조한 이유는

1 뱃속, 특히
하복부가 차가운 분
-> 냉수 금지 해주세요!

2 피가 부족하면

모발, 피부, 얼굴이
건조하면서
손발이 차갑다.

3 갱년기 증상이
생기기 시작하는 분

4 화병이 있는 분

➡ 이런 분은 불면증이
동반됩니다.

어머? 나다.

반신욕, 아침 공복에 온수,
물 따로 밥 따로를 지키면
건조한 피부도 안녕입니다!

네!!

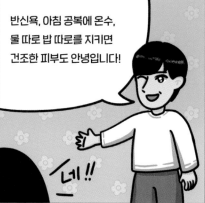

오늘부터 생강과 1일입니다

배를 한번 만져보자. 배가 물렁하고 차갑지 않은가? 손발은? 겨울만 되면 손발이 차갑다 못해서 꽁꽁 얼어붙는 것 같다면? 이런 증상의 원인은 체온에 있다. 이런 증상이 보일 때 좋은 식품이 생강이다. 생강이 몸을 따뜻하게 해준다는 사실은 널리 알려져 있다. 생강 특유의 매운 맛이 혈관을 확장시켜서 혈액순환을 돕고 신진대사를 활발하게 해줘서 체중 감량에도 도움이 된다.

한의학에서는 생강을 말려서 사용하기도 하고 볶아서 사용하기도 한다. 또 혈액순환을 돕기 위한 처방마다 생강이 들어간다. 이는 건강의 바탕이 '따뜻한 순환'이기 때문이다. 배 속을 따뜻하게 해주는 데에 생강만큼 좋은 식품이 없다.

생강의 대표적인 효능이 하나 더 있다. 식탐을 줄여주는 것이다. 사계절 가운데 유독 식탐이 강해지는 때가 있다. 가을 초입, 날씨가 쌀쌀해질 무렵에 입맛이 돌고 식욕이 당긴다. 이 무렵에 우리 몸은 추위에 맞설 보호막을 만들고자 지방층을 두껍게 쌓기 시작하기 때문이다. 이럴 때 따뜻한 생강차를 한 잔씩 마시면 허기짐이나 식탐 충동이 줄어든다. 이런 효능은 생강의 혈당 조절 효과 덕분이다. 생강을 섭취하면 콜레스테롤 수치를 떨어뜨리고 공복 혈당을 낮춰서 인슐린 저항성 개선과 체중 감량에 효과적이다. 생강이 우리 몸에 흡수되면 비위와 폐에 4가지 작용을 한다.

1. 땀을 내서 피부표층에 있는 차가운 기운을 풀어낸다.
2. 배를 따뜻하게 해서 구토를 멈추게 한다.
3. 폐를 따뜻하게 하여 기침을 멈추게 한다.
4. 독소를 제거한다.

위장이 차갑고 손발이 시릴 때, 튀긴 음식이나 기름진 식사로 속이 메슥거릴 때, 기침이 나고 감기 몸살 기운이 느껴질 때, 살균이나 해독 효과가 필요할 때 생강이 그만이다. 일식집에 가서 생선회를 먹을 때도 얇게 썬 생강이 같이 나온다. 생강이 소화를 돕고 날생선의 비린 냄새나 독성을 제거해주기 때문이다. 생강을 자주 섭취하면 건강에 좋다. 차로 마시거나 설탕에 재우고 말려서 먹거나 가루, 환, 캡슐로 꾸준히 복용해보자.

차를 마실 때 생강을 함께 섭취하는 것도 좋다. 따뜻한 보이차나 홍차에 간 생강을 1~3티스푼 취향에 맞게 넣어서 아침 공복에 마셔보라. 생강의 효능을 확실하게 볼 수 있다.

저체온에 좋은 것

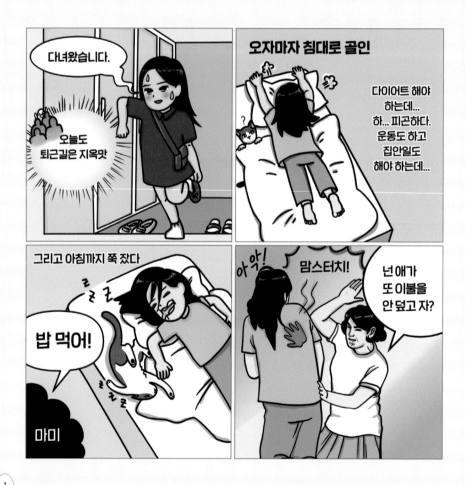

오늘부터 다이어트 필살기

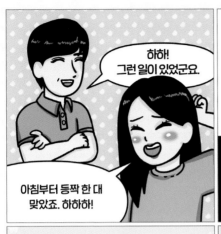

하하!
그런 일이 있었군요.

아침부터 등짝 한 대
맞았죠. 하하하!

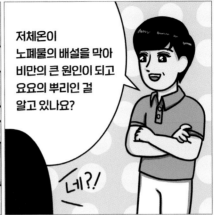

저체온이
노폐물의 배설을 막아
비만의 큰 원인이 되고
요요의 뿌리인 걸
알고 있나요?

네?!

몸의 체온이 낮으면

1. 퇴행성 질환이 쉽게 생깁니다.

2. 신진대사가 원활하지 못합니다.

3. 노폐물이 쉽게 쌓입니다.

그래서 근육에 열을 내는
고강도 운동이 좋습니다.

하지만

 시간이 없어서

공간이 부족해서

 몸이 따라주지 않아서

운동을 미루죠.

그럴 땐, 생강즙차 추천해요.

만드는 법
1. 엄지 손가락만 하게
   생강을 떼어
   강판에 간다.
2. 온수나 보이차 등에
   타서 마신다.

따
듯

3. 먹기 힘들면
   마스코바도를
   한두 스푼 타도 좋다.
4. 하루 2잔에서
   4잔 마셔준다.

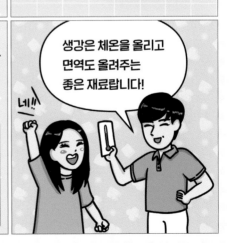

생강은 체온을 올리고
면역도 올려주는
좋은 재료랍니다!

네!!

배 속을 따뜻하게

'행복은 배 속에 있다!'

건강을 이야기할 때 절대 빼놓지 않고 강조하는 것이 바로 '배 속 건강'이다. 왜 하필 배 속이냐고? 만약에 장이 독소에 물들어 있다면 어떻겠는가? 임파 계통이 더럽고 탁하다면? 소화가 안 돼서 심하게 답답하다면?

이래도 기분이 좋을 수 있을까? 평소에 아무리 밝은 사람이라도 배 속이 편안하지 않으면 우울해지기 쉽다. 우울하면 우리가 섭취한 음식의 칼로리가 분해되지 않고 비만이 될 가능성이 높아진다. 마음이 우울하고 가슴이 답답하면 독소 역시 더욱 빠르게 쌓인다고 봐야 한다.

한 가지 재미있는 예로 조선왕조의 철종은 만성 우울증과 소화불량에 시달렸다는 기록이 남아 있다. 헌종이 후계자 없이 세상을 떠난 뒤 강화도에서 한양으로 불려간 만 18세의 철종은 임금이라는 무거운 직책 때문에 스트레스와 압박감이 심했다고 한다.

왕이 되기 전인 18세까지는 까막눈이었다고 전해지는 철종은 만 24세 때에는 수험생들에게 구술시험 문제를 직접 출제하고 채점까지 할 정도로 지식을 쌓았다. 이것만 봐도 철종이 얼마나 열심히 노력했고 또 스트레스가 많았을지 짐작할 수 있다. 그런 그는 매일같이 배 속이 편치 않아서 소화제와 강장제를 과도할 정도로 달고 살았다고 한다.

연구 결과에 따르면 행복 호르몬인 세로토닌(serotonin)의 95퍼센트가 소화기관에서 만들어진다. 뇌에서 만들어지는 양은 단 5퍼센트에 불과하다. 배 속이 편치 않으면 우울할 수밖에 없는 것이다. 우리가 행복해지기 위해서는 무조건 배 속에 관심을 가져야 한다.

어떻게 해야 배 속이 건강해질까? 차가운 음료와 음식을 끊어서 배 속을 차갑게 만들지 않고 '물 따로 밥 따로'를 실천해야 한다. 그래야만 건강은 물론 행복지수까지 올릴 수 있다.

또 영양소 구성은 비슷해도 가공식품을 섭취하면 소화기관에 부담이 많이 간다. 가공식품은 조미료를 많이 넣기 때문에 과식을 유발한다. 가공식품의 첨가제가 위장에 가득 차면 배부르다는 신호를 두뇌로 보내는 호르몬 분비를 방해한다. 그래서 천연식품을 먹을 때보다 과식하게 된다. 자연에 가까운 음식을 먹는 것이 배 속 건강과 다이어트에 모두 좋다는 것을 기억하자.

냉체질은 남성보다 여성이 압도적으로 많은데 그 이유가 뭘까?

첫 번째로 옷차림이다. 남성보다 여성이 대체로 패션에 민감하다. 한겨울에 미니스커트를 입거나 배가 드러나는 크롭티를 입는 건 모두 여성이다. 두껍게 여러 겹 겹쳐 입으면 옷맵시가 살지 않고 뚱뚱하게 보인다는 이유로 한겨울에도 얇게 입는 이들이 많다. 그렇게 얇은 옷을 입고 종일 돌아다니면서 한 손에는 아이스커피를 들고 있다. 그래서 차가운 기운이 몸으로 들어올 수밖에 없다.

옛날에 혼수품 가운데 복대가 있었다고 한다. 그만큼 여성의 배를 따뜻하게 하려고 노력했던 것이다. 현대인이 불임과 난임이 많은 이유도 바로 저체온 때문이라는 걸 알아야 한다.

두 번째 원인은 근육량이다. 여성은 타고나길 남성보다 근육량이 훨씬 적다. 운동을 해도 남성은 근육이 잘 생기지만 여성은 그렇지 않다. 왜 갑자기 근육 이야기를 하냐면 체온을 유지하는 대사는 근육량에 비례하기 때문이다.

마지막은 기가 부족한 데 있다. 우리 몸의 혈액이 알아서 혼자 흘러다닐까? 절대 그렇지 않다. 혈액은 기운이 끌고 간다. 기운이 센 사람은 혈액이 잘 돌고 순환도 잘 되지만, 기운이 약하면 순환이 잘 되지 않는다. 어떤 경우 부분적으로 혈액이 고여서 어혈이 되기도 한다. 여성들 가운데 기가 약해진 이들이 많다. 기가 약하다는 것은 피를 끌고 갈 힘이 부족함을 의미한다. 그래서 저혈압도 많고 몸이 차갑다.

그러면 어떻게 해야 냉체질을 바꾸고 배를 따뜻하게 할 수 있을까? 앞서 말한 원인에 답이 있다. 우선 배 속을 따뜻하게 하는 걸 최우선에 두고 실천하자. 날씨가 추워지면 멋보다 체온을 유지하는 데 유리하게 입어야 한다. 특히 짧은 치마나 배가 드러나는 크롭티는 피하자. 한여름에도 에어컨 바람을 너무 많이 쐬지 말고 실내 온도를 적절하게 유지해야 한다.

추가로 아침 공복에 온수를 호호 불면서 마셔보라. 몸이 따뜻해질 것이다. 생강차나 생강 성분이 든 캡슐을 섭취하고 반신욕까지 하면 더없이 좋다.

부족한 근육은 근력운동으로 만들어야 한다. 스쿼트나 런지 같은 하체 운동을 최대한 열심히, 규칙적으로 하고 단백질도 충분히 먹어주자. 이렇게 작은 습관을 하나씩 바꿔가야 체질도 바꿀 수 있다.

체온 다이어트

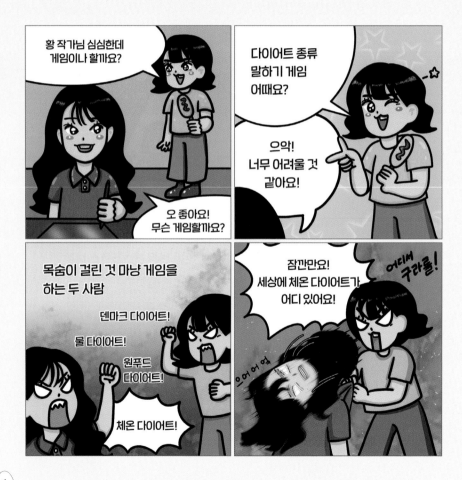

오늘부터 다이어트 필살기

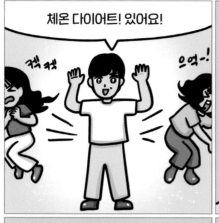

체온 다이어트! 있어요!

켁켁 으억-!

체온 다이어트란 체온을 올리는 다이어트예요. 건강하고 요요없는 다이어트라서 강추!

체온 다이어트는

 생강즙을 온수에 타서 하루 3잔 이상 마시고

 반신욕을 자주 하세요.

컨디션이 떨어지면 사우나를 하거나 온수매트에서 주무세요.

1 겨드랑이 체온이 36.5도가 안 되는 분
(열이 많다고 느끼는 분들 대부분이 겨드랑이 체온을 재면 저체온입니다)

2 하복부는 차가운데 얼굴엔 열이 있는 분

3 손발이 차갑고 시린 분

4 여름에 에어컨 앞에서 생활하는 분

5 낮은 수치의 콜레스테롤과 정상 혈압을 만들고 싶은 분

이런 분께 추천합니다!

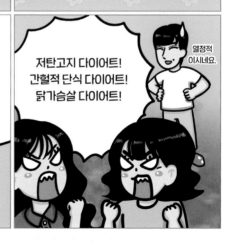

저탄고지 다이어트! 간헐적 단식 다이어트! 닭가슴살 다이어트!

열정적 이시네요.

차 한 잔이 미인을 만든다

나른하고 피로가 몰려오는 오후에 달달한 커피믹스를 마시면 순간적으로 혈당의 농도가 올라간다. 그러면 기분이 좋고 기운도 나는 것 같다. 올라간 혈당치를 조절하기 위해서 인슐린이 분비되면 이제 혈당치가 전보다 더 내려간다. 그러면 몸이 또 나른해지면서 더욱 무기력해진다.

이럴 때 또 단 걸 찾는다. 사무실 서랍 한 켠에 모아둔 쿠키, 과자, 젤리를 먹고 카페인을 보충하는 커피도 한 잔 더 마신다. 하루 이틀도 아니고 이게 매일같이 반복되면 어떻게 될까?

췌장은 많이 피곤해지고 당뇨병에 걸릴 수도 있다. 이게 바로 피곤하다고 혈당을 갑자기 올리는 음식을 즐겨 먹어서는 안 되는 이유다. 피곤하다고 단 음식을 먹는 것은 배가 고프다고 흰쌀밥을 급하게 먹는 것과 같다. 이런 작은 습관이 모여서 당뇨를 유발한다.

나른할 때 또는 단 음식이 당기거나 식탐이 발동할 때 차를 마시면 좋다. 활력을 챙기고 다이어트에도 도움이 되는 차를 마시면 커피믹스나 달콤한 간식을 먹지 않아도 오후 시간을 잘 견딜 수 있다. 특히 커피믹스나 달콤한 간식은 배가 고파서가 아니라 습관이거나 혹은 지루하고 무료해서 손이 가는 경우가 많다. 이럴 때 혈당을 올리는 음료와 음식 말고 차를 마셔보자. 매일 차를 마시는 습관으로도 미인이 될 수 있다.

깔라만시

깔라만시에 들어있는 구연산은 매우 훌륭한 피로 제거 물질이다. 오후에 구연산이 풍부한 음료를 섭취하면 밤에 수면의 질도 높아지고 우울한 기분도 없애준다는 연구결과가 있다.

오후만 되면 나른하고 졸린 분들은 병이 있어서가 아니고 날씨에 따른 자연스러운 변화라고 생각하면 된다. 잠을 깨운다고 달달한 음식을 먹을 게 아니라 깔라만시 원액을 희석해서 마시거나 고함량 비타민C를 섭취하면 좋다.

녹차

녹차에는 카테킨이라는 대표적인 항산화 성분이 들어있다. 다이어트 제품에 녹차를 원료로 한 상품이 많은 것은 우연이 아니다. 다이어트할 때 녹차만큼 좋은 음식이 없다. 녹차는 항산화, 즉 노화방지 성분이 들어있을 뿐만 아니라 독소를 배출하는 기능도 탁월하다.

녹차의 떫은 맛이 싫다면 카테킨에서 나오는 맛임을 떠올려보자. 카테킨은 식약청으로부터 항산화 작용과 콜레스테롤 개선에 도움을 주는 기능을 인정받았다. 달콤하기만 할 뿐 몸에 나쁜 간식 말고 몸에 좋은 떫은 맛이 낫다. 식후 1시간 후에 물 대신 녹차를 마시는 것도 건강에 좋은 습관이다.

상지차

뽕나무가지차라고 한다. 뽕나무는 가지, 잎, 열매인 오디부터 뽕잎을 먹는 누에까지 약으로 쓴다. 심지어 『동의보감』에 비만에 좋은 한방차로 소개됐으니 식욕을 억제하고 싶을 때 마시면 효과를 볼 수 있다. 주의할 점은 뽕나무가지를 볶아서 쓴다는 것이다.

둥굴레차

둥글레차에도 배고픔을 줄여주는 효과가 있다. 둥글레 뿌리에 칼로리가 있어서 공복에 먹으면 배고픔을 덜 수 있다. 또 둥굴레에는 신진대사 촉진과 항산화작용 효과가 있어 피부미용에도 좋다. 물 600밀리리터에 둥굴레 20그램을 넣고 약한 불에서 20분 정도 달인 후 마신다.

오미자차

갈증이 난다고 마신 차가운 아메리카노나 탄산음료는 들이켜도 갈증이 남아 있는 느낌이 든다. 이럴 때 오미자차를 마시면 몸속까지 시원하다. 단맛, 신맛, 쓴맛, 짠맛, 매운맛까지 다섯 가지 맛을 낸다는 오미자는 뇌파를 자극하는 성분이 있다. 특히 여름에 피곤할 때 마시면 도움이 된다. 또 기운을 안으로 모으는 성질이 있어 땀을 그치게 한다.

물을 끓여 조금 식힌 뒤 깨끗이 씻은 오미자를 넣고 하룻밤 재어둔다. 아침에 오미자를 건져내고 물만 받아서 마신다. 맛이 진하면 물을 더 타서 먹어도 된다.

마테차

마테차는 감탕나무과의 상록수인 마테의 마른 잎을 뜨거운 물에 우려서 만든 허브차이다. 13가지 비타민과 함께 철분, 아연, 칼슘 등 각종 미네랄과 클로로겐산, 사포닌 등 여러 가지 영양분이 들어있다. 특히 식이섬유가 매우 풍부해서 변비 예방에도 도움을 준다. 또 클로로겐산이 체지방 분해를 촉진시켜서 다이어트에 도움이 된다. 물 따로 밥 따로에 맞춰 물 마시는 시간에 물 대신 한 잔씩 마시자.

태양의 기를 받아라

환자 중에 10여 년간 불임으로 고생하던 한 여성분이 있었다. 임신을 해보려고 노력했지만 너무 오랜 기간 실패만 거듭해서 포기하던 참이었다. 그녀는 지병이었던 아토피 피부 치료를 해보자고 한 달 동안 검은 모래 해변에서 일광욕을 했다. 그리고 한 달 후에 임신에 성공했다. 어떻게 이런 일이 가능했을까?

보통 임신이 잘 안 되는 것은 자궁이 차갑고 순환이 안 되어 정자가 자리 잡고 싶어 하지 않기 때문이다. 따뜻함은 생명력과 직결되어 있다. 태양을 잘 쐰 사람은 에너지 대사도 잘 되고, 피도 잘 생성되고, 혈액순환도 잘 되며, 기운도 좋다. 볕을 쬐면 생성되는 비타민D는 뼈도 치아도 튼튼하게 해준다.

하지만 안타깝게도 현대인은 태양의 혜택을 누리지 못한다. 우리는 건물에 들어가서 문을 꼭 닫고 에어컨을 켜고 전등 불빛 아래서 하루를 보낸다. 면역력이 떨어져서 원래 수명대로 건강하게 오래 살다 죽지 못하고 병에 들어서 죽을 확률이 높아진 것이다.

이제부터라도 태양의 기를 받자. 에너지가 왕성해지고 '면역력'이라는 이름의 보호막을 두를 수 있다. 또 몸속의 곰팡이가 말라서 면역력이 강해진다. 붓고 살이 찐 몸은 태양의 기운을 받을 때 가장 빠르게 복구된다. 태양은 공짜로 가져다가 쓸 수 있는 신이 준 선물이다. 게다가 평생 무한 리필이다. 정말 좋은 것은 모두 자연에 있다.

그러면 일 년 중에 태양을 보기 힘든 장마철에는 어떻게 해야 할까? 장마철만 되면 습도가 높아서 몸이 무겁고 마음이 우울해진다는 이들이 많다. 통계에서도 우울증이 심해지는 계절은 일조량이 줄어드는 늦가을과 겨울이라고 밝혀졌다. 볕을 쬐면 생성되는 멜라토닌(melatonin) 때문인데 한의학에서는 양기를 받아서 생명력이 충전됐기 때문이라고 본다.

해마다 찾아오는 장마철에 살찌지 않고 건강하게 보낼 방법은 없을까? 방법은 있다. 바로 생강 성분이 든 캡슐과 비타민B를 챙겨 먹고 사우나에 가는 것이다. 사우나에서 배를 따뜻하게 하면 더 좋다. 그런 다음에 냉탕에 들어간다.

이 방법을 반복해서 실천해보라. 비타민B와 냉온욕을 통해서 자율신경이 건강해지고 사우나 다이어트와 생강 성분이 든 캡슐로 배 속이 따뜻해져서 양기가 올라온다. 이렇게만 하면 장마철 우울증과 비만은 저 멀리 보내버릴 수 있다.

체온으로 생리통 다스리기

　남자들은 죽었다 깨어나도 알 수 없는 여성의 고통, 바로 생리통이다. 나 또한 생리통이 심한 환자를 100퍼센트 이해하지 못하지만 생리통이 심하면 의식을 잃을 정도로 고통스럽다는 것을 알고 있다. 심지어 어떤 분은 생리 기간만 되면 '자궁을 들어내고 싶다'라는 표현까지 쓴다. 이렇게 고통을 주는 생리통은 도대체 왜 생기는 걸까? 많은 여성이 이 문제로 고통 받음에도 불구하고 연구도 부족하고 의약적인 해결책도 부족한 게 사실이다.

　한의학에서는 배 속이 차가우면 혈액순환이 원활하지 않아서 독소가 쌓이고 어혈이 생기면서 생리통이 생긴다고 본다. 또한 혈액순환이 잘 되지 않으면 혈관이 좁아지는데 이런 이유로 따뜻한 혈액이 돌지 못하면 생리통이 심해진다. 여러 가지 이유가 서로 맞물려서 생리통이라는 결과를 만들지만 가장 우선적인 원인은 배 속이 차가운 데 있다고 봐야 한다.

생리통으로 고생하는 환자와 가족은 다음과 같은 매뉴얼을 정해서 실천하면 생리통이 완화되는 효과를 볼 수 있을 것이다.

생리통을 완화하는 습관
1. 아침 공복에 온수나 차, 방탄커피를 한 잔 마신다. 따뜻한 기운이 배꼽까지 전달돼서 따듯하다고 느껴지면 경락 소통이 되면서 순환이 시작된다.
2. 생리 기간에 수족 냉증이 심하고 저체온증이 느껴지면 생강 성분이 든 캡슐을 하루에 6개 이상 섭취한다.
3. 쑥을 넣어 주 3회 이상 좌훈을 한다. 물이 끓어서 쑥이 증기로 올라오면 그 증기를 자주 쏘여준다.
4. 반신욕이나 사우나를 한다. 사우나는 배 속을 따뜻하게 하고 다이어트는 물론 생리통에도 좋다.
5. 몸에 꽉 끼는 옷, 차가운 음식을 피한다.

결국 배를 따뜻하게 해주는 생활 습관이 중요하다. 이것만으로 해결이 되지 않을 경우에는 침, 뜸, 첩약을 통한 치료를 받는 게 좋다. 한의학에서는 생리통을 기와 혈의 소통이 이루어지지 않거나 기와 혈이 부족해서 자궁과 부속 기관에 혈액이 공급되지 않아 통증이 발생한다고 본다. 그래서 기와 혈의 순환 촉진과 어혈 제거, 기와 혈을 보강하는 다양한 치료법을 사용한다.

대표적으로 자궁 내의 혈액순환을 촉진하고 하복부를 따뜻하게 하는 외부적 치료와 기와 혈을 보강하는 한약 치료를 함께 진행한다. 생리 시작 전후로 탕약을 복용하고 내원 치료를 병행해서 생리통이 낫는 경우도 많다.

그러나 만성적인 생리통으로 힘들다면 기질적인 문제를 반드시 치료

해야 한다. 본인의 자궁 상태와 통증 원인을 제대로 아는 것이 가장 중요하다. 이를 모르고 보온에만 신경 쓰거나 진통제에 의존하다가는 통증이 점차 심해질 수도 있다.

개인별로 생리통의 원인과 체질이 모두 다르다. 그래서 통증을 억제하려는 목적으로 한 가지 치료법을 고집하지 않는다. 그보다 체질과 원인에 따른 맞춤 치료가 핵심이다. 맞춤 치료를 위해서 질환과 증상에 대한 면밀한 진단이 가장 중요하므로 생리통이 심하다면 한의원을 방문하길 바란다.

특히 요즘은 '월경통'이라고 불리는 생리통 진료와 치료 한약에 보험 적용을 받을 수 있다. 생리통 때문에 고통 받는 여성들에게는 희소식이 아닐 수 없다.

필살기 tip 생리 기간을 이용한 다이어트

생리 전 일주일은 다이어트의 무덤이라고 해서 애써 잘 지켜온 다이어트 습관이 쉽게 무너지기 쉽다. 그런데 이 기간을 현명하게 보내면 생리가 끝난 후에 에너지 대사가 원활하게 이뤄진다.

보통 생리하기 일주일 전에는 폭발적으로 식욕이 생긴다. 몸이 붓고 무거워지며 변비가 생겨서 살이 찌기도 있다. 어떻게 이 시기를 보내야 다이어트를 지속할 수 있을까?

온수에 식초를 타서 마신다.

아주 강력한 식욕이 생길 때 식초와 온수를 1:10의 비율로 만든 물을 충분히 마시자. 배속이 따뜻해지면서 식욕이 줄어든다. 붓기도 가라앉고 대소변이 잘 나온다. 주의할 점은 천연발효 식초를 쓴다. 과당이 많이 들어간 제품은 피한다.

에너지를 보충하는 방탄커피를 마시자.

생리 전에 식욕이 당기면 방탄커피를 한 잔 마시자. 살은 찌지 않으면서 에너지를 만들어주는 방탄커피는 생리 중에 더욱 좋다. 다만 섭취 후에 3시간은 당질 섭취를 제한해야한다. 인슐린이 분비되면 방탄커피에 들어있던 버터가 지방으로 저장된다.

사우나 혹은 반신욕을 자주 하자.

생리가 끝난 후에는 사우나나 반신욕을 자주 해준다. 어혈을 풀기에 좋다.

탄수화물과 야식은 피한다.

가장 주의해야 할 사항이 야식으로 탄수화물 음식이나 단 음식을 먹지 않는 것이다. 생리 기간에 당에 중독되면 다이어트는 실패한다.

운동은 가볍게!

몸이 불편하다고 가만히 있지 말고, 산책이나 스트레칭 같은 적당한 운동으로 에너지를 채워준다.

생리통으로 고생한다면

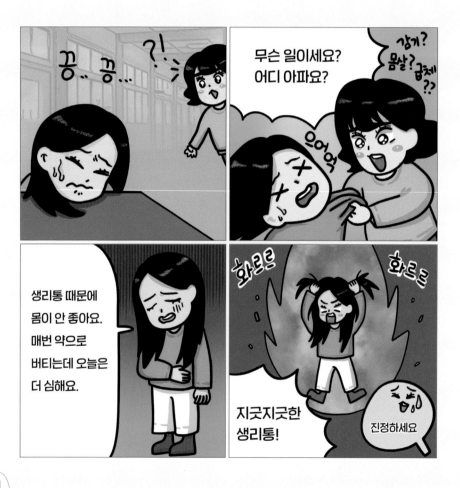

오늘부터 다이어트 필살기

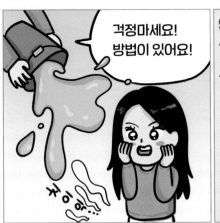

걱정마세요!
방법이 있어요!

뱃속이 차가우면
혈액 순환이 안 되어
독소가 쌓이고
어혈이 생겨 생리통이
생깁니다.

뱃속이 차가운 게 원인입니다

생리통으로 고생한다면

1 아침에 온수나 차,
방탄커피를
한 잔 마십니다.

2 생리통, 수족냉증이
심하고 저체온이라면
생강 캡슐을 드세요.

3 쑥을 넣어 좌훈을
주 3회 이상 해주세요.

4 반신욕, 사우나를
즐겨주세요.

생리통으로
고생한다면
뱃속을
따뜻하게
해주세요.

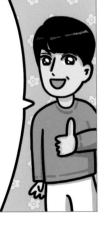

여자 몸엔 석류

석류에 에스트로겐이 많아서 여성에게 좋다는 말을 한 번쯤 들어봤을 것이다. 석류의 효능은 고대부터 널리 알려졌다. 석류 열매 안에 촘촘하게 박힌 씨들은 다산을 상징한다. 초대 기독교에서는 석류나무를 생명나무로 여겼다. 화가들도 에덴동산에 있는 생명의 나무로 석류를 그렸다.

흔히 석류에 에스트로겐이 함유돼 있다고 하는데 정확히 말하면 에스트로겐이 아니다. 하지만 섭취 후에 몸속에서 여성호르몬인 에스트로겐으로 변환되는 물질이 석류에 함유되어 있다. 그래서 여성에게 석류가 좋다고 하는 것이다.

특히 갱년기 여성의 경우, 에스트로겐이 부족하면 몸에 여러 가지 증상이 생기고 노화가 시작된다. 간의 기운이 막혀서 자꾸 불안하고 초조해지기도 한다. 이때 한의학에서는 '가미소요산(加味逍遙散)'이라는 처방을 하는데 그중에서 호르몬을 보충하고 조절하는 식품으로는 석류가 최고다. 석류의 신맛과 단맛의 적절함이 갱년기 진액이 새는 것을 막아주기 때문에 여성 강장제로 오래도록 사용되고 있다. 이처럼 석류는 여성들의 진액 보충제, 여성호르몬 보충제 역할을 한다.

흔히 미용과 다이어트에 식초가 좋다고들 하는데 이게 다 신맛 때문이다. 한의학에서 산미, 즉 신맛은 간의 기운을 돋우고 소통시켜주는 데 도움을 준다. 석류의 신맛도 이런 역할을 한다.

특히 풍부한 비타민과 에스트로겐 물질은 여성의 생리기능에 도움을 줄 뿐 아니라 콜라겐의 합성을 촉진해 탄력을 잃어가는 피부의 노화를 지연시켜 준다. 20~30대가 석류를 섭취하면 피부 미용에 좋고 40~50대에는 폐경기 증상에 도움을 받을 수 있다. 심혈관질환과 골다공증 예방에도 좋다.

여성에게는 적극적인 관리와 섬세한 도움이 필요한 시기가 두 번 있다. 산후와 폐경 전후다. 갱년기 증상이 생기는 이유는 몸속의 진액이 부족하고 여성호르몬이 줄어들기 때문이다. 살이 찌지 않게 현명하게 진액을 보충하고 여성호르몬을 요령 있게 섭취하도록 하자.

갱년기 극복 방법

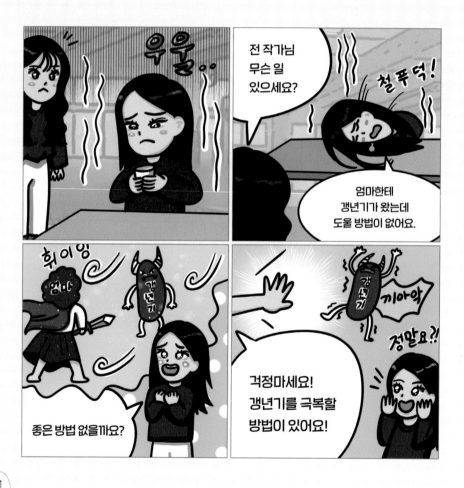

오늘부터 다이어트 필살기

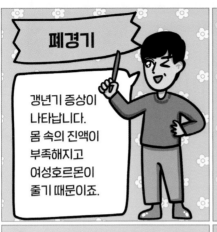

폐경기

갱년기 증상이
나타납니다.
몸 속의 진액이
부족해지고
여성호르몬이
줄기 때문이죠.

갱년기 극복 방법

1. 해삼죽으로 진액을
보충합니다.
해삼죽이 싫다면
각종 해삼요리도
좋습니다.

2. 구기자 주를 저녁에
한 잔씩 마십니다.

3. 허열이 뜨는 경우
대나무잎 차를
하루 한두 잔
마셔줍니다.

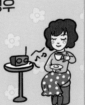

4. 물 따로 밥 따로 실천합니다.

5. 쑥좌훈, 옥돌뜸,
사우나 다이어트로 뱃속을
따뜻하게 만들어주세요.

6. 석류의 상큼한 신맛으로
여성호르몬을
보충해줍니다.

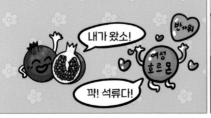

내가 왔소!

반가워

여성
호르몬

꽉! 석류다!

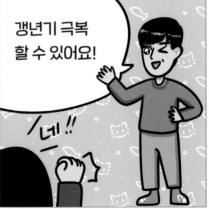

갱년기 극복
할 수 있어요!

네!!

기력이 떨어지면 어떻게 하나요?

적게 먹어도 힘을 쓸 수 있는 체질이라야 건강하고 살이 찌지 않는다. 호흡을 통해서도 에너지를 얻고 굳이 많이 먹지 않아도 기운이 있는 체질을 한의학에서는 '기체질'이라 한다.

에너지는 물질이 아니라서 눈에 보이지 않고 부피도 없다. 하지만 강력한 기운이 있다. 바로 이것을 기(氣)라고 한다. 태양 에너지는 광합성 작용으로 벼를 자라게 한다. 우리는 태양 에너지가 키운 쌀을 섭취한다.

그렇다면 우리 몸으로 태양 에너지를 직접 받으면 어떨까? 전부는 아니더라도 일부라도 직접 받으면 맑은 공기를 호흡해서 폐에서 좋은 에너지를 받고 기운을 낼 수 있다.

이렇게 눈에 보이지 않는 에너지를 우리 몸으로 더 잘 받아들이는 체질, 그래서 기운을 잘 쓰는 체질이 기체질이다. 기체질의 반대말은 음체질이다. 밥을 안 먹거나 술을 안 마시면 기운을 쓰지 못하는 체질이라고 보면 된다. 음식과 물을 통해서 에너지를 얻는 체질이라서 먹지 않으면 기운이 없다.

우리는 두 가지 체질을 함께 갖고 있는데 나이가 들면서 음체질이 더 강해진다. 반면에 기체질은 약해진다. 엄마 젖을 먹는 아기는 살이 말랑 말랑하다. 이유식을 시작하면 아기는 액체에서 고체에 가까운 음식을 먹기 시작한다. 이가 생기면 본격적으로 밥을 먹는데 이때 급성장기를 맞는다. 밥도 고기도 엄청 먹고 살도 단단해진다. 이렇게 성장한 후에는 서서히 성장을 멈추다가 근골이 완성되는 20대 중후반 이후에는 더 이상 자라지 않는다.

이때부터 우리 몸은 식사량을 줄이면서 에너지를 유지해야 한다. 음식은 줄이되 운동과 호흡으로 좋은 기운을 받고 태양을 느끼며 기를 맑고 강하게 해야 한다. 특히 40~50대에 들어서면 이를 반드시 실천해야 한다.

기체질이 되어야 장수한다. 폭식과 과음을 하고 많은 수분을 섭취하면 위장이 붓고 소화가 되지 않아서 몸이 음식을 이기지 못한다. 그래서 산해진미를 먹어도 기운이 없고 몸이 축 처지고 무거워지는 것이다.

나이 들면서 급격히 기력이 떨어지는 것 같은가? 이럴 때는 영양가 있는 보양식을 챙겨 먹을 게 아니라 식사량을 줄여야 한다. 위장을 건조한 상태로 유지하고 음식을 먹을 때는 꼭꼭 씹어 먹자. 여기에 깊은 호흡을 이용해서 에너지를 만드는 기체질이 되면 건강하고 날씬하게 무병장수할 수 있다.

천천히 늙는 방법

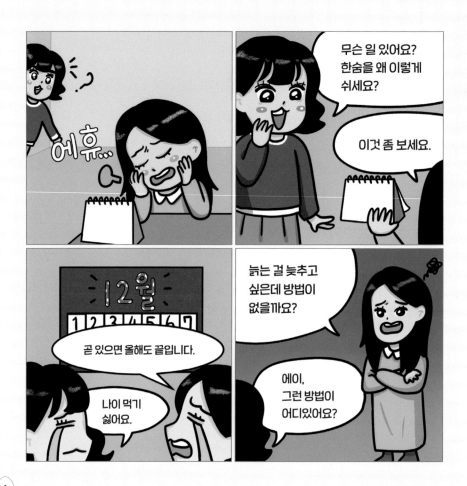

오늘부터 다이어트 필살기

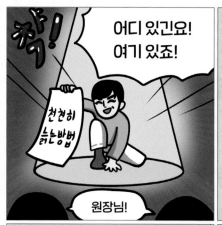

어디 있긴요!
여기 있죠!

원장님!

천천히 늙는 방법

1. 과당이 들어간 탄수화물과
   설탕을 줄이세요.
   그대신 장 건강에 좋은 음식을
   가까이 해주세요.

   *통곡물, 아스파라거스, 우엉,
   바나나, 치커리 등이 좋습니다.

2. 잘 자기, 햇볕 가까이 하기

몸에는 생체 시계가 있어요.
아침에 일어나 햇볕을 쬔 후
15시간이 지나야 잠을
유도하는 '멜라토닌'이
분비되기에 6~8시간은
푹 자야합니다.

3. 운동하기

코어 근육이 없으면
저절로 허리가 굽고
어깨가 움츠러듭니다.
강도 높은 운동보다
무리하지 말고
꾸준히 운동하는 게
좋아요.

헐떨
헐떨!

4. 코르티솔 분비를 낮추는
영양소 섭취

코르티솔 호르몬을 줄이려면
탈수를 피하고 카페인 섭취를
줄이면서 비타민B, 마그네슘,
테아닌 등의 영양제를
섭취해주세요.

관리해서
동안으로
삽시다!

네에ㅡ!

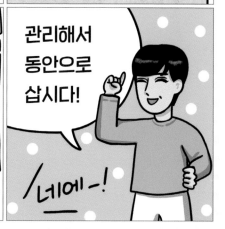

숨도 맑게 쉬세요

전 세계를 강타한 코로나 바이러스는 비말로 전염된다. 비말 감염은 감염자의 침, 콧물 등 체액이 기침으로 튀어나와 다른 사람의 입이나 코로 들어가서 감염이 이루어지는 것을 뜻한다. 여기서 비말은 '튀어서 흩어지는 물방울'이라는 뜻이다. 일반적으로 기침을 한 번 하면 약 3,000개의 비말이 2미터 내로 분사된다.

비말 내에서 코로나 바이러스의 생존 기간은 3시간이다. 코로나 바이러스의 변종 바이러스는 24시간까지 생존이 가능한 것으로 추정된다. 따라서 비말 감염을 피하려면 감염자로부터 2미터 이상 떨어지고, 마스크를 쓰라고 하는 것이다.

그런데 사스와 메르스가 창궐할 때도 그랬지만 같은 환경에서 노출된 후에도 누구는 증상을 호소하고 누군가는 별탈없이 지나간다. 감염이 되었다 하더라도 곧 완치 판정을 받은 사람도 있다. 왜 그런 걸까? 이는 바로 호흡기 면역력의 차이 때문이다.

한의학에서 폐는 인체의 지붕이라고 한다. 질병을 일으키는 세균이 체내로 침입하는 것을 일차적으로 방어하는 작용을 한다. 따라서 폐가 약해지면 인체의 면역기능이 전반적으로 떨어진다고 봐야 한다. 따라서 호흡기를 건강하게 유지하는 것이 곧 건강 관리를 잘 하는 것이나 마찬가지라고 봐야 한다.

우선 실내 습도를 50~60퍼센트로 적당히 조절하는 것이 좋다. 실내 습도를 적절히 유지하면 점막이 충분한 수분을 머금고 기관지의 섬모가 활발하게 움직인다. 이런 상태를 유지하면 감기에 걸리지 않는다. 또 햇빛이 있는 시간에 10분 이상 하루 3회 정도 적절하게 환기를 시켜주는 것이 좋다.

다음으로 생강차에 대파 흰 뿌리를 끓여서 같이 섞어서 마시자. 이걸 마시고 땀을 내면 피부 표층으로 들어온 바이러스는 상당수가 밖으로 나간다. 평소에 생강 성분이 든 캡슐을 온수에 4캡슐 정도 먹고 외출하면 호흡기 건강을 유지할 수 있다.

이밖에 기관지에 좋은 식품으로 배, 생강, 모과, 도라지를 꼽는다. 폐를 맑게 해주는 더덕, 해독작용이 있는 미나리, 항균작용이 있는 마늘을 자주 섭취하는 것도 호흡기 건강에 이롭다. 또 쌍화탕은 면역력을 향상시키며 감기를 예방하고 기와 혈이 허약해져 피로를 많이 느낄 때나 체력 저하 시에 효과가 있다. 기관지가 약하다면 쌍화탕을 복용하는 것도 호흡기 질환 예방에 좋다.

다이어트 필살기 3
: 물 따로 밥 따로

왜 물 따로 밥 따로죠?

날씬한 동물하면 학이 떠오른다. 학은 위장이 작고 늘씬하다. 그럴 수밖에 없는 게 위장이 늘씬하고 탄력 있게 움직이면 몸의 기운이 넘친다. 반대로 위장이 늘어나고 아래로 축 처지게 되면 몸이 무겁고 기운도 없다.

다이어트에서 가장 중요한 기관이 바로 위장이다. 음식물이 위장에서 완전히 소화되면 우리 몸에는 에너지가 충만해지고 저장할 영양분이 줄어든다. 따라서 음식을 먹으면 없던 힘이 생긴다. 이런 경우에 위장이 아주 탄력적이고 늘씬하고 축축하지 않다. 그런데 이와 반대로 위장에서 소화가 잘 안 되면 몸속에 에너지는 부족하고 저장할 영양분만 많아진다. 음식을 먹어도 그나마 있던 힘도 사라지고 지치며 몸마저 무겁다. 이런 위장은 아주 늘어져 있고 축축하고 탄력이 없다. 그래서 다이어트에 성공하려면 위장을 늘씬하고 탄력 있게 만들어 위장이 음식물 전부를 에너지로 만들고 저장은 조금만 하게 해야 한다.

다음으로 중요한 것이 '물 따로 밥 따로' 법칙이다. 우리 위장에는 위액이 분비되는데 아주 강력하고 따뜻하다. 그래서 식사하고 장시간 물을 마시지 않으면 이 위액이 음식을 충분히 녹여 힘을 들이지 않고 일을 할 수 있다. 그런데 위장이라는 큰 공간이 축축하면 한 번 움직이기도 힘들어 곧바로 양기가 소모되어 몸에 기운이 다 빠진다.

배 속의 양기를 올리는 비결은 식후 물 마시는 시간을 얼마나 오래 끌수 있느냐에 달려 있다. 위장이 물에 젖지 않아 가벼워지고 점점 날렵해져야 배 속에서 양기가 올라오기 마련이다. 그러면 소화가 잘되고 몸은 점점 가벼워지고 위장도 줄어든다.

반대로 위장이 차갑고 축축해서 먹은 음식량에 비해 소화 효소가 부족해지면 어떻게 될까? 소화가 잘 안돼서 몸속에 노폐물이 자꾸 쌓이게 된다. 해독이 잘 되면서 살도 찌지 않는 건강한 위장 만들기! 여기에 다이어트의 성패가 달렸다.

필살기 tip 임신 후에 늘어난 위를 줄여라

여성의 몸은 임신하면 본능적으로 영양을 공급하려고 해서 식욕이 강해지고 몸무게도 늘어나는데 그러면서 위장이 늘어난다. 임신 전에는 많이 먹으면 위장이 아래로 처지면서 답답함에 그만 먹게 된다. 하지만 임신하면 아래에 태아가 받치고 있어서 배가 앞으로 나오고 답답한 느낌도 덜하다.

출산 후에 태아가 있던 자리가 비면 위장이 아래로 내려온다. 위장이 처지면 어깨가 그 높이를 맞추려고 구부정해진다. 위장을 다시 올리려면 폭식, 야식을 줄이고 운동도 해야 하지만 모유 수유 때문에 쉽지 않다. 실내에서 실천할 수 있는 방법 중 하나는 스트레칭이다. 스트레칭과 함께 훌라후프를 권한다. 회전하는 운동을 하면 아래로 처진 위장을 위로 올려준다. 또 훌라후프가 뱃살을 때려주기 때문에 지방이 분해되기 쉽게 만든다. 그리고 무조건 어깨를 펴야 한다는 걸 잊지 말자.

마르고 탄력 있는
위장 만들기

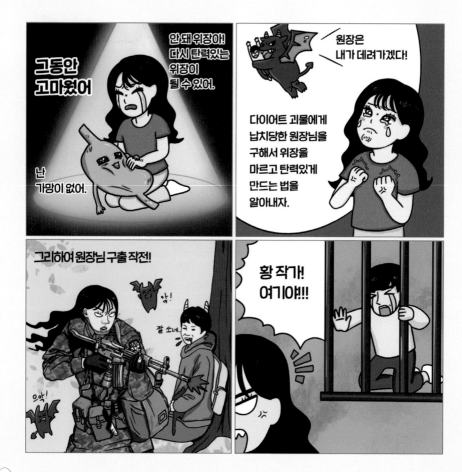

오늘부터 다이어트 필살기

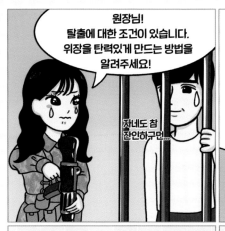

원장님!
탈출에 대한 조건이 있습니다.
위장을 탄력있게 만드는 방법을
알려주세요!

자네도 참
잔인하구먼...

음식이 소장까지 내려가면
음식이 바로 저장되면서
살이 쪄요.
그러니 완전히 소화를 해서
에너지를 만들어야 해요.

1일 2식 필살기

 아침을 굶습니다.
물을 마시면 안 되지만
온수, 방탄커피, 보이차 한 잔
정도는 괜찮아요.

 점심 후 2시간 이상 지나서
물을 마셔주세요.
오후 3시 30분 이후에 마시는 게
제일 좋습니다.

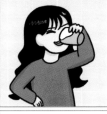

 저녁 식사 2시간 후엔
수분 섭취를 충분히 하셔도 좋습니다.
단, 냉수 금지입니다!

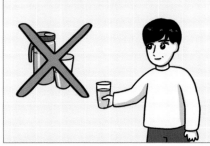

일주일 후
체중을 재보세요.
위장이 마르고
달라붙어서
날씬해집니다.

이제 탈출시켜주세요...

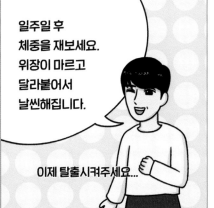

수독증을 아세요?

예전에 뱃살이 너무 나와서 고민이라는 여성이 내원했다. 커다란 물통을 들고 와서 상담하는 중에도 계속 물을 마셨다. 환자에게 물었다.

"왜 자꾸 물을 마셔요?"

"어떤 박사가 하루에 2리터 이상 마셔야 살이 빠진다던데요."

환자를 진료 해보니 몸이 전부 부어있고 다리는 손으로 누르면 쑥하고 들어가서 나오지 못할 정도로 수분이 가득했다.

"물 많이 드시고 살 빠지셨어요?"

"아뇨, 전혀요. 근데 물을 마시면 배가 불러서 식탐이 줄지 않을까요?"

그분에게 제일 먼저 물병부터 내버리라고 했다. 실제로 물병을 버린 지 일주일 만에 몸무게를 4킬로그램 넘게 감량했다.

시도 때도 없이 마시던 그 많은 물이 다 흡수될까? 우리 몸은 음식으로 수분을 섭취한 후에 몸을 많이 움직여서 근육과 세포로 수분을 이동하게 하는 것이 이상적이다. 그런데 무작정 물을 많이 마시면 수독증이 된다. 수독증이란 말 그대로 물이 독이 되는 병이다. 과도하게 마신 물은 밖으로 배출되지 못하고, 결국 고여 있던 수분은 중력에 따라 밑으로 내려간다. 그래서 나이가 많은 사람이 수독증에 걸리면 무릎에 물이 고여 무릎 통증을 동반하기도 한다.

언제부터인가 방송에서 물이 만병통치약인 것처럼 떠든다. 우리 몸은 70퍼센트가 물이니 물이 부족하면 안 된다며 물을 충분히, 자주 마시라고 권한다. 그러나 우리 몸이 필요로 하는 물의 양은 성인 남성 기준 하루 2~2.5리터다. 여기에는 음식으로 섭취하는 수분까지 포함된다.

음식물의 수분은 아주 귀하고 좋다. 그냥 마시는 물은 세포 속으로 들어가지 못하지만 음식물 속의 수분은 세포 속으로 잘 들어간다. 그래서 우리 몸속에 고여 있지 않고 대사에 필요한 재료로 사용된다. 따라서 물을 남아돌게 섭취할 필요가 없다. 특히 식사 전후 1시간은 피해서 물을 섭취하는 게 좋다. 음식에서 좋은 수분을 뽑아서 흡수할 수 있기 때문이다. 나머지 부족한 물은 소화가 잘되고 난 후에 가끔 마시자. 운동을 많이 한다면 물을 조금 더 마시면 된다.

필살기 tip 수독증 해결책

1. 텀블러를 버려라. 수시로 들고 다니면서 마실 필요 없다.
2. 식사 후에 물을 마시고 싶어도 참자.
3. 사우나 다이어트를 자주 하자.
4. 일주일에 2~3번 태양 아래서 운동하자.
5. 생강차, 계피차를 마시자.

물을 많이 마시면
살이 빠질까

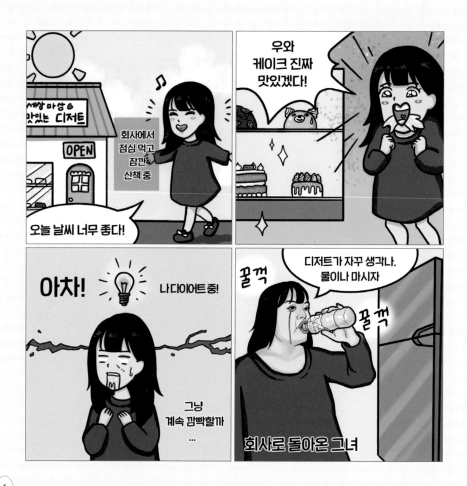

오늘부터 다이어트 필살기

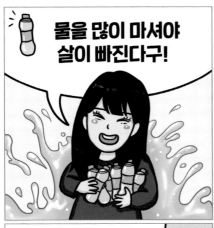

물을 많이 마셔야 살이 빠진다구!

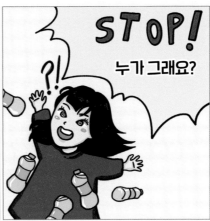

STOP!

누가 그래요?

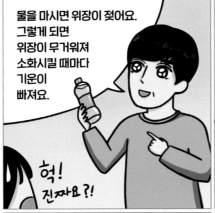

물을 마시면 위장이 젖어요. 그렇게 되면 위장이 무거워져 소화시킬 때마다 기운이 빠져요.

헉! 진짜요?!

식사 후, 장시간 물을 마시지 않으면 위액이 충분히 음식을 녹여줘요. 덕분에 위장이 큰 힘을 들이지 않고 움직일 수 있답니다. 소화도 잘 되고 몸은 점점 가벼워져요!

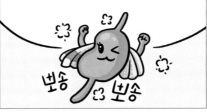

보송 보송

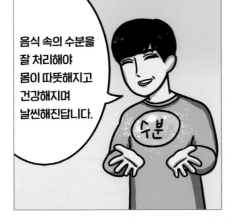

음식 속의 수분을 잘 처리해야 몸이 따뜻해지고 건강해지며 날씬해진답니다.

수분

나도 모르게 살찌우는 습관

다이어터는 후회의 전문가이다. '빵을 사오지 말 걸', '그때 숟가락을 놓았어야 했는데…' 그래서 이제부터라도 더 이상 후회하지 말자고 비만을 부르는 나쁜 습관을 알려주고자 한다.

1. 식사하면서 수시로 물 마시기

뷔페에서 비만 가족을 보았다. 직업이 직업인지라 그들을 유심히 지켜봤다. 비만이 유전이라는 설도 있지만 나는 가족끼리 체형이 같아지는 것은 습관이 같기 때문이라고 본다. 그 가족은 한 접시를 비울 때마다 물을 한 잔씩 마셨다. 이들의 모습을 보면서 "물 따로 밥 따로를 지키세요!"라고 외치고 싶었다. 아직도 왜 살이 찌는지 모르고 살 그 가족을 생각하면 너무 안타깝다.

2. 덜 먹기 위해 물 마시기

앞에서 상담하면서 커다란 물통을 들고 와서 열심히 물을 마셨던 환자 이야기를 했다. 과도하게 물을 마시는데 왜 살이 찌느냐고 묻던 그에게 수독증이 생겨서 살이 찌는 거라고 알려줬다.

3. 쉬지 않고 조금씩 군것질

칼로리를 계산하고 에너지바도 조금씩, 과자도 조금씩, 과즙 음료수도 조금씩, 중간 중간 꾸준히 먹는 이들이 있다. 이런 이들은 인슐린 때문에 살이 찌기 쉬운 체질이 된다. "나 많이 안 먹었어. 근데 왜 이리 살이 찌는지 모르겠어." 하는 이들이 여기 속한다.

4. 국에 밥 말아 먹기

물 따로 밥 따로를 지키면 섭취한 음식을 위장에서 전부 에너지로 만든다. 몸속에 쌓이고 살이 찔 게 없어지는 것이다. 에너지를 잘 만드는 건강한 위장 만들기는 물 따로 밥 따로에 달렸다.

5. 늦게 자고 야식 먹기

다이어트에 성공하려면 잠을 일찍 자야 한다. 저녁에 잠을 자지 않고 발전적인 일을 하면 좋은데 그게 아닌 경우가 많다. 수많은 먹방 영상과 SNS 속 음식 사진이 우리를 유혹한다. 사람은 눈앞에 있는 것을 욕망하게 되어 있다. 그러니 자꾸 뭔가를 먹게 된다. 늦게 자면 효소가 부족해지는데 야식을 먹게 되면 더욱 효소가 부족하다. 그러면 살이 찔 수밖에 없다.

물 따로 밥 따로

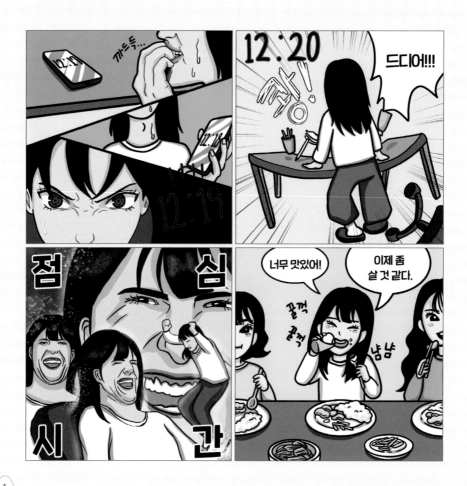

오늘부터 다이어트 필살기

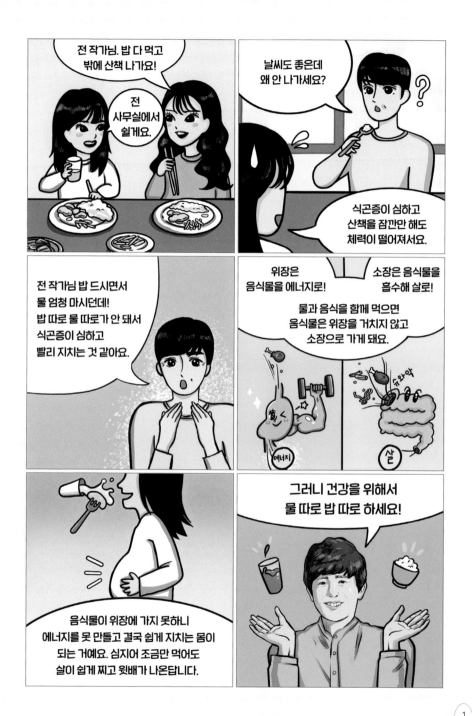

다이어트 식품이라고 믿었는데

　다이어트를 위해 먹은 식품이 다이어트는커녕 오히려 우리를 살찌게 한다면? 마치 믿고 돈을 빌려준 지인에게 돈을 떼이는 것처럼 배신당한 기분이 들 것이다.

　다이어트 식품이라고 생각했는데 다이어트에 아무런 도움이 되지 않는 대표적인 음식이 바로 에너지바이다. 식품 성분표를 보면 대부분의 에너지바는 당질이 30퍼센트가 훌쩍 넘는다. 우리 몸은 당질을 섭취하면 인슐린이 분비되면서 같이 섭취한 영양소 모두를 지방으로 저장한다.

　이뿐만 아니라 에너지바를 실온에 두면 어떨까? 잘 썩지 않고 유통기한도 길다. 그러니 에너지바를 소화하려면 온전히 몸속의 효소가 소비돼야 한다. 그래서 다이어트 음식으로 볼 수 없다. 에너지바보다 달걀을 먹는 게 훨씬 낫다. 에너지바를 먹는 것은 다이어트 때문이 아니라 편하고 맛이 있어서 먹는다고 보면 된다. 과자나 다름없기 때문이다.

뒤통수치는 다이어트 식품 중에 두 번째로 꼽히는 것은 선식이다. 바쁜 아침에 식사 대신 챙겨 먹거나 저녁 대신에 선식을 먹는 이들이 많다. 선식은 곡식 가루라서 자연식을 건강하게 섭취하는 것 같다. 그런데 곡식 가루라 당질이 대부분이다. 또 물이나 우유에 타먹기 때문에 물 따로 밥 따로도 어기게 된다.

씹지 않는 음식, 말랑말랑한 음식을 많이 먹으면 위벽이 약해진다. 거친 음식을 잘 씹어 먹어야 치아도 튼튼해지고 위도 튼튼해진다. 선식은 편할지는 몰라도 당질을 물과 함께 섭취해서 빠르게 당을 올리는 건강하지 못한 음식임을 명심하자.

마지막으로 시리얼이다. 시리얼은 에너지바보다 훨씬 달콤하다. 게다가 우유에 타먹으니 선식과 마찬가지로 당분 흡수가 빠르다. 광고에서 시리얼을 먹으면 날씬해지는 것처럼 이미지를 만드는데 시리얼도 탄수화물 덩어리다. 단백질이나 지방은 식품으로 만들려면 원재료의 비용이 많이 든다. 그러나 값싼 곡물은 얼마든지 대량 생산이 가능하다. 저렴한 가격에다가 간편하기까지 한 시리얼을 자주 먹으면 인슐린이 팍팍 분비될 것이다.

또한 시리얼을 우유와 먹는 것도 문제가 된다. 다이어트할 때 먹어도 되는지 문의가 많은 음식 중 하나가 우유이다. 우유는 단백질과 수분이 주성분이고 당질은 많지 않다. 하지만 첨가물이 들어간 초코우유, 딸기우유는 당질이 많다. 특히 다이어트를 한다고 두유를 많이 마시는데 당이 많이 들어간 제품도 있으니 신중히 선택하길 바란다.

에너지바가 다이어트 식품?

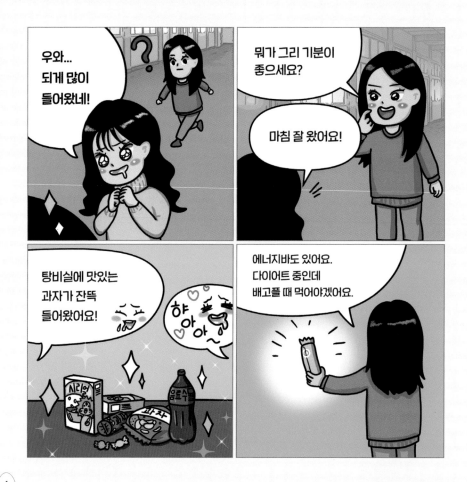

오늘부터 다이어트 필살기

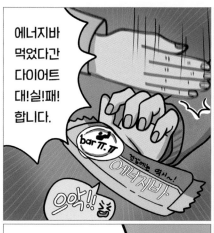

에너지바 먹었다간 다이어트 대!실!패! 합니다.

으약!!

bar ㅠ.ㅠ

한입에는 역시~!

에너지바

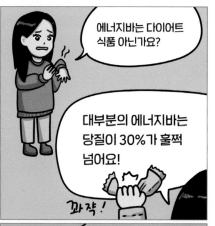

에너지바는 다이어트 식품 아닌가요?

대부분의 에너지바는 당질이 30%가 훌쩍 넘어요!

꽈작!

당질을 섭취하면 인슐린이 분비되면서 섭취한 영양소를 모두 저장합니다. 달달한 에너지바는 인슐린 분비가 잘 되는 음식이에요.

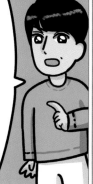

싫어!

효소

(에너지바)

나 좀 받아줘!

에너지바에는 효소가 없어요. 이걸 소화하는데 온전히 내 몸속의 효소가 소비되어야 합니다.

에너지바는 다이어트 음식이 아니에요. 차라리 계란 프라이를 두 개 드세요.

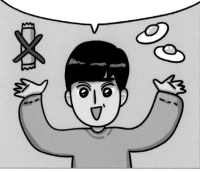

운동 후 계란 프라이에 참기름을 두르고 드세요. 단백질과 지방이 에너지를 보충해준답니다.

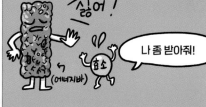

참기름

똑!

진짜 다이어트식이란

에스키모들은 체온을 유지하기 위해서 열량이 높은 음식을 먹는다. 뇌를 많이 사용할 일이 없고 육체노동도 많이 하지 않기 때문에 이들에게는 단백질이 많이 필요하지 않다. 그보다 해양 동물 지방을 먹고 체온을 유지하는 게 이치에 맞다. 반대로 열대지방의 원주민들은 과일이나 채소, 곡물을 주식으로 삼는다. 무더운 지방에서 동물의 지방을 자꾸 먹었다가는 아마 오래 살기 어려울 것이다.

사람에게는 저마다 자연스러운 식단이 있다. 그 사람이 살고 있는 자연환경에 적합한 식단이다. 여러분 주위에서 많이 생산되는 식재료 중에서 기호에 맞게 잘 골라 먹는 게 최상의 식단이다. 여기에 덧붙여서 다이어트에 적합한 음식을 자연 상태에 가깝게 먹는다면 더할 나위 없이 좋다.

다음으로 생각해봐야 할 것이 칼로리다. 만약에 100칼로리를 먹었는데 80칼로리를 소모하면 20칼로리가 저장된다. 즉, 20칼로리만큼 살찐다.

그런데 여기에서 섭취를 과도하게 줄이면 몸의 기운이 없고 대사량도 줄어서 요요가 생긴다. 그래서 음식 섭취를 줄이기보다 칼로리를 최대한 소모해서 살을 빼야 한다고 생각한다.

운동을 열심히 해야 한다. 그런데 목표량만큼 운동으로 살을 빼려면 막막하다. 빵 한 조각을 먹으면 그 열량을 소비하기 위해서 계단 오르기를 수십 번 해야 한다. 현실적으로 이 방법은 너무 어렵다.

대부분의 사람이 칼로리 과잉 상태라서 살이 찐다고 생각한다. 그런데 그보다 칼로리를 에너지로 만들지 못하는 게 문제다. 이럴 때 섭취된 열량을 전부 에너지로 바꾸기 쉬운 음식이 무엇인지 알고 그 음식을 먹는 법과 에너지로 쉽게 변환되는 음식의 궁합을 알아야 한다.

1980년 미국의 식생활위원회는 생리학자 안셀 키즈(Ancel Keys)의 논문을 근거로 권장 식단을 발표했다. 탄수화물과 당분 섭취를 두 배 정도 늘리고 지방은 75퍼센트 이하로 줄여서 칼로리를 낮추는 식단을 권장했다. 그 결과, 비만 문제가 심각해졌고 당뇨병 발병률이 폭발적으로 치솟았다. 성인병의 원인이 당분과 탄수화물인데 잘못된 식단이다.

과거 권장되던 식단의 오류를 깨닫고 새롭게 등장한 다이어트 식단이 저탄수화물 고지방 식단이다. 탄수화물 섭취를 줄이고 몸에 좋은 지방을 부족하지 않은 정도로 먹는 것이 포만감 유지에 좋다. 또한 피부를 좋게 하며, 체중감량에도 좋다.

역류성 식도염 낫게 하려면

　요즘처럼 역류성 식도염 환자가 흔한 때가 없다. 역류성 식도염이 발병하면 병원에서 약을 먹으라는 권고를 받고 한 달 이상 약을 복용하는 분이 많다. 그런데 약은 해결책이 아니다. 역류성 식도염으로 약을 먹거나 고생한 이들은 무조건 약에 의존하기보다 식습관을 점검해보는 것이 좋다.

　역류성 식도염은 왜 생기는 걸까? 가장 주된 원인은 야식, 술과 함께 먹는 안주, 늦은 시간에 과식하기이다. 식사를 마치고 소화가 덜 된 상태에서 눕거나 잠들면 위액이 위상복부와 식도까지 올라오게 된다.

　위액은 굉장히 강력한 산성이다. 살이 찔까봐 먹고 토하기를 반복하는 환자에게는 한 가지 공통점이 나타난다. 바로 치아가 좋지 않다는 것이다. 토할 때 음식물과 같이 나온 위산 때문에 치아의 표면이 손상된다. 위에서 분비된 위액이 역류하면서 위상복부와 식도의 표면도 손상된다. 그러면 우리 몸은 스스로 낫게 하기 위해서 염증 반응을 일으키는데 이게 바로 역류성 식도염이다.

역류성 식도염은 약에 의존하기보다 식습관을 바꾸어서 근본적인 원인을 뿌리 뽑아야 한다.

- 저녁을 최대한 일찍 먹을 것
- 잠자기 3시간 전까지 식사를 마칠 것
- 저녁에 최대한 소식할 것
- 자기 전에 이런 저런 생각을 하지 말고 편하게 잠들 것

이것만 잘 지켜도 역류성 식도염은 저절로 낫는다.

역류성 식도염을 부르는 습관

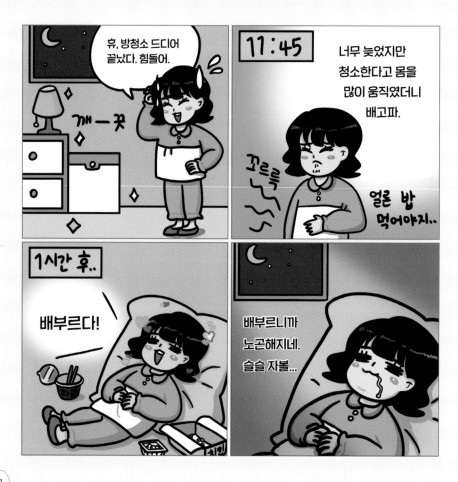

오늘부터 다이어트 필살기

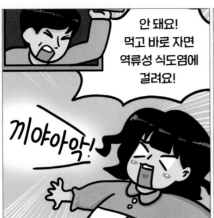

안 돼요!
먹고 바로 자면
역류성 식도염에
걸려요!

끼야아악!

배달 음식 위주의 패스트푸드,
탄산음료, 식도 점막을 자극하는
매운 음식, 혼술, 야식 후 바로
눕는 식습관은 역류성 식도염을
유발합니다.

밤늦게 식사를 하거나
기름진 음식을 과식한 후에
바로 누우면 위산과
위속 내용물이 역류합니다.

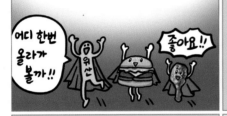

어디 한번
올라가
볼까!!

좋아요!!

역류되는 위산과
위속 내용물들이
식도 점막을 손상시키고
쓰리게 하는 증상이 반복되면서
위와 식도에 역류질환이 생겨요.

야식을 먹어야 한다면
먹고나서 바로 눕지말고
20~30분 정도 산책이나
가벼운 운동을 해주세요.
바르게 앉거나 선 자세로
충분히 소화를 시킨 뒤
눕는게 좋습니다.

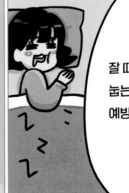

잘 때는 왼쪽으로
눕는 게 위장역류
예방에 도움돼요!

자꾸만 붓는 이유

한번은 생후 4개월이 된 딸을 둔 엄마가 상담을 신청했다. 임신 후 20 킬로그램이 쪘고 조리원에서 5킬로그램이 빠졌지만 이후 변화가 없다고 했다. 마사지도 많이 받았고 호박즙이 좋다고 해서 먹어보고 심지어 시중에서 판매하는 붓기 빼는 약도 먹었는데 몸무게가 그대로였다.

안 되겠다 싶어서 늦게나마 한의원을 찾아왔다. 산후 보약을 지으려고 하니까 체질상 약을 세게 써야 하므로 수유가 끝나고 먹어야 한다는 말을 들었다. 환자가 이렇게 물었다.

"산후보약을 진작 알고 먹었다면 살이 빠졌을까요? 호박즙은 계속 먹고 있는데 붓기가 전혀 안 빠져요. 호박즙이 효과가 없나요?"

이 환자는 왜 살이 빠지지 않는 걸까? 호박즙은 붓기 빼는 음식의 대명사다. 그런데 왜 호박즙을 마셔도 붓기가 빠지지 않은 걸까? 일반적으로 붓기가 호박즙에 좋다는 것은 호박이 이뇨작용을 활발하게 하기 때문이다. 그런데 부은 원인이 다른 데 있다면 호박즙으로도 효과를 볼 수 없다.

붓기는 몸이 수분을 일시적으로 잡고 있는 상태다. 이때 잡힌 수분이 오래되면 지방과 결합한다. 붓기가 오래되면 살이 찐다는 말이 있는데 맞는 말이다. 그래서 다이어트에 성공하려면 붓기를 잘 다스려야 한다.

우선 붓는 이유부터 이야기해보자. 가장 먼저 몸이 차가우면 붓는다. 폭식을 하면 배 속이 차가워지고 다음날 붓는다. 배 속을 차갑게 하는 대표적인 원인이 과식, 폭식, 숙변이다. 또 독소가 많아도 붓는다. 같은 단위 면적에 독소의 양이 늘어나면 우리 몸은 수분을 늘려서라도 독소를 희석시킨다. 독소를 희석시키기 위해서 수분을 잡고 있는 셈이다.

보통 술을 마시고 많이 부은 날엔 사우나에 간다. 술독을 땀으로 빼내는 것인데 물을 마시면서 땀을 내도 붓기는 빠진다. 바로 독소가 빠졌기 때문이다. 한의학에서는 독소를 빼는 이치 중에 땀을 내는 것, 토하는 것, 설사를 하는 것을 중요하게 다룬다. 구토나 설사로 빼낼 만큼의 독소가 아니지만 이보다 약한 독소라도 생겼다면 붓게 된다.

염분이 많아져도 붓는다. 첨가물과 염분이 많이 들어간 라면을 생각해보라. 특히 밤에 라면을 먹으면 다음날 엄청나게 붓는다. 물 따로 밥 따로의 법칙을 지키고 저탄수화물 고지방식을 섭취하자. 이것만 잘 지켜도 붓기를 막을 수 있다.

부족한 미네랄 채우기

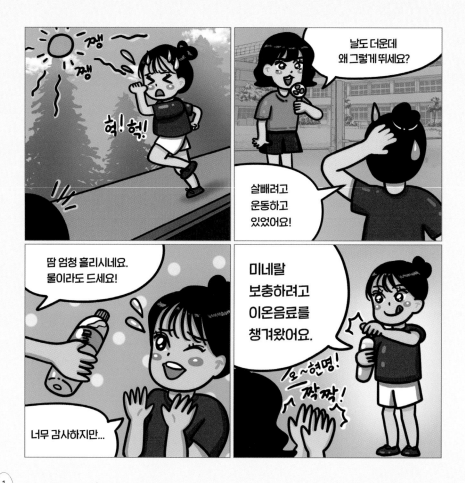

오늘부터 다이어트 필살기

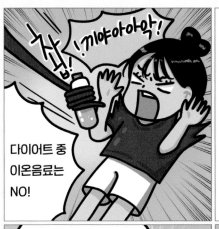

다이어트 중
이온음료는
NO!

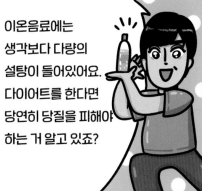

이온음료에는
생각보다 다량의
설탕이 들어있어요.
다이어트를 한다면
당연히 당질을 피해야
하는 거 알고 있죠?

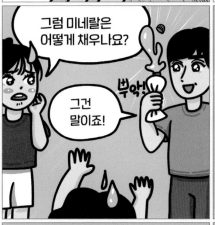

그럼 미네랄은
어떻게 채우나요?

그건
말이죠!

꼭 보충해야 할 미네랄 두 가지
'나트륨'과 '칼륨'
여름에 먹으면 좋은 두 가지
음식을 추천해드릴게요!

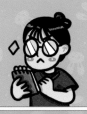

1. 나트륨 보충은
   매실 장아찌로
   해주세요.

2. 칼륨 보충은 바나나로
   해주세요.

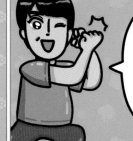

무더운 여름날
무리하지 마시고
좋은 지혜로
대비해주세요!

내 몸의 수독 치료사, 복령차

　과음하고 난 다음날에는 눈도 붓고 입술도 붓고 얼굴 윤곽도 붓는다. 한의학에서는 술독을 빠르게 배출하는 방법으로 땀을 내는 것과 소변을 보는 것, 두 가지를 강조한다. 신장과 방광의 건강을 위해서는 불필요한 수분을 빼주는 게 매우 중요하다. 특히 술, 커피, 음료수를 많이 마시는 현대인들은 불필요한 수분이 체내에 남아 있지 않도록 신경 써야 한다.

　수독증을 유발하는 나쁜 물을 우리 몸에서 배출해주는 고마운 차가 있다. 바로 백출차인데 위장의 제습 능력을 강화시켜서 붓기를 빼준다. 또 '오령산'이라는 택사(澤瀉), 적복령(赤茯苓), 백출(白朮), 저령(豬苓), 육계(肉桂), 다섯 가지 약재를 처방하는 처방전의 재료인 복령차가 있다. 복령차는 방광의 능력을 강화시켜 붓기를 빼준다.

　일본에서는 술 마신 다음 날 속이 메슥거리거나 구토 증상이 있으면 오령산을 달여 먹는다. 오령산은 원래 수독을 해결하는 데 처방되는데,

이게 숙취 해소 약으로 널리 알려졌다. 그 이유는 술 역시 물이고 과도하게 마시면 수독처럼 해롭다고 보기 때문이다.

복령은 소나무를 벌목하고 몇 년이 지나서 뿌리에 자리 잡은 버섯이다. 소나무 뿌리가 머금은 수분을 빨아들여 그것을 양분 삼아 자란다. 이 복령이 우리 몸 깊은 곳에 박혀 정체된 수독을 기가 막히게 배출시킨다. 위장이나 신장뿐 아니라 오장육부에 불필요한 수분을 빼내준다. 그래서 복령차를 '물 먹는 하마'로 표현하기도 한다. 음주를 했거나 물을 과도하게 마셔 얼굴이 붓고 몸도 무거울 때 복령차를 마셔보자.

필살기 tip 복령차 만드는 방법

1. 복령 20그램, 계피 혹은 생강 10그램을 준비한다.
2. 물 1리터를 넣고 한 시간 정도 끓인다.
3. 꿀이나 마스코바도를 기호에 맞게 넣고 마신다

붓기 비켜, 옥수수 수염차

사우나를 하고 거울을 본 적이 있는가? 유독 얼굴이 예뻐 보인다. 턱선은 날렵해지고 이목구비는 전보다 뚜렷하다. 사우나를 해서 붓기가 독소와 함께 몸 밖으로 배출됐기 때문일 것이다.

아이와 같이 사우나를 하고 나오면 어김없이 편의점에 들러야 한다. 아이는 바나나우유에 빨대를 꽂아서 시원하게 들이킨다. 나는 옥수수 수염차를 골랐다. 비슷한 한방 음료들 사이에서 유독 눈에 띄었다. 구수하고 시원한 풍미가 마음에 들었다. 그런데 성분표를 보는 순간 실망하고 말았다. 이건 옥수수 수염차가 아니라 그냥 옥수수차가 아닌가? 옥수수 수염이 아니라 옥수수 성분만 함유돼 있었다.

옥수수 수염이나 옥수수나 그게 그거 아니냐고? 한의학에서는 옥수수가 아니라 옥수수 수염이 붓기와 노폐물을 배출하는 좋은 식품이라고 명시한다. 붓기 배출에 효과가 없는 옥수수와 다르게 옥수수 수염에는 지방유, 글리코사이드, 판토텐산, 이노시톨 등의 성분이 다양하게 함유되어 있다. 특히 이런 특징을 가진 이들이 마시면 아주 좋다.

- 붓기 없이 날렵한 턱선을 원하는 분
- 아침마다 부어서 걱정이신 분
- 평소 물보다 차를 더 선호하는 분
- 비 오는 날 더 붓는 분
- 운동할 때 꼭 물을 마시는 분

옥수수 수염차는 피부에 수독이 퍼져있는 이들에게도 좋다. 피부에 수독이 퍼지면 다음과 같은 증상이 나타난다.

- 몸살이 잦고 오한이 생긴다.
- 추위나 바람이 싫다.
- 감기나 비염으로 고생한다.
- 피부에 검은빛이 돈다.

이런 증상을 호소하는 이들은 늘 피곤하다. 몸이 무겁고 자고 일어날 때 몸이 천근만근이다. 장마라도 와서 며칠 동안 비가 오면 우울증까지 생길 것 같다. 그래서 우리는 물을 제때 잘 마셔줘야 한다. 하루 한두 잔이라도 수독을 제거하는 차를 마시는 것이 좋다. 이럴 때 백출과 복령이 들어간 옥수수 수염차를 마시면 효과를 톡톡히 볼 수 있다.

신장을 지키는 산수유

신맛에는 어떤 효능이 있을까? 레몬을 한 조각 입에 물었다고 생각해 보자. 생각만으로도 오만상이 찌푸려지고 침이 고인다. 신맛은 몸에 체액을 머금는 효능이 있어서 그렇다. 그래서 몸에서 체액이 비정상적으로 빠져나갈 때 신맛이 강한 산수유를 쓴다. 예를 들면 요실금, 식은땀, 야뇨증 등에 산수유가 들어간 약을 처방한다.

산수유는 『동의보감』에 신기(腎氣)를 보하고 정수(精髓)를 보하며 성기능을 높이는 약재로 소개돼 있다. 여기서 성기능은 단순히 신장 기능만을 뜻하는 것이 아니다. 우리 몸의 근간이 되는 기본적인 에너지를 모두 포함한다.

우리 몸에서 신장이 하는 역할은 매우 다양하다. 특히 체내 항상성 유지를 도와주고 인체의 정수기 필터와 같은 역할을 하며 하루에 약 180리터의 혈액을 걸러낸다. 안타깝게도 최근에 신장이 좋지 않은 환자들이 늘고 있다.

신장에 이상이 있으면 다양한 증상이 나타난다. 손이나 발은 물론 신체의 여러 곳이 붓는다. 이는 붓기와 노폐물이 배출되지 못하고 쌓여서 나타나는 수독 증상이다. 또 평소보다 잦은 소변이나 피로감 등이 몰려오기도 하고 피부가 푸석해지는 경우도 많다.

그래서 신장에 좋다고 소문난 식재료들이 주목받는데 그중에서도 산수유가 으뜸이다. 산수유는 유기산을 비롯한 코르닌, 모르니사이드, 로가닌 등의 성분을 함유한다. 이 성분이 신장에 효과적으로 작용해서 신장 기능의 회복과 개선에 도움을 준다.

그런데 산수유를 먹기 전에 내 신체 상태를 살피는 것을 잊지 말아야 한다. 기침만 해도 오줌이 샌다든지 식은땀이 잘 난다면 산수유가 좋다. 반대로 평소에 땀이 잘 나지 않고 근육 경직이 심한 사람은 산수유를 피하는 게 좋다.

필살기 tip 산수유 먹는 법

산수유는 겉보기에 새빨갛기 때문에 맛있을 것 같지만 떫고 신맛이 강해서 그냥 먹기 불편하다.

- **차를 끓여서 마신다.** 오래 두고 먹어도 부작용이 없고 독특한 향이 있어서 좋다. 차로 마실 때는 물 한 되에 산수유 30그램 정도를 넣고 한두 시간 달여 마신다. 꿀을 넣어서 마셔도 좋고 다른 약재와 섞어 마셔도 좋다.
- **말려서 가루로 만들어 먹는다.**
- **술로 담가서 먹는다.** 씨를 제거하고 깨끗이 씻은 후 소주 등을 부어서 여과한다.

다이어트 필살기 4

: 해독하고 효소 가까이 하기

독소가 쌓이는 습관

코로나가 확산 되면서 여러 악영향을 끼쳤는데 그중에서도 심각한 문제는 운동량이 대폭 줄었다는 것이다. 많은 사람이 소위 말하는 '확 찐자'가 되기도 했고 스트레스도 심해졌다. 스트레스를 받다 보면 몸에 독소가 쌓일 수밖에 없다.

스트레스뿐만 아니라 우리가 사는 환경과 먹는 음식에서 독소가 몸속으로 많이 들어온다. 그래서 건강하게 다이어트하려면 해독은 필수다. 독소에 관해서 많은 이들이 궁금해 하는 게 '혹시 나도 모르게 독소가 쌓이는 습관을 가지고 있는 건 아닐까?' 하는 것이다. 다음은 독소가 쌓이는 습관 3가지다.

1. 입에 먹을 것을 달고 산다.

만약에 한 달 동안 매일 하루에 한 병씩 술을 마시는 사람이 있다고 하

자. 그는 아침에 3분의 1병, 점심에 3분의 1병, 저녁에 3분의 1병 이렇게 끊임없이 조금씩 마신다. 다른 한 사람은 하루 저녁에 3병을 마신 후에 이틀은 술을 마시지 않고 또 다시 3병을 마시고 이틀은 쉰다.

한 달이 지난후 두 사람 가운데 누구의 간이 더 많이 지쳤을까? 술을 아침, 점심, 저녁 3분의 1병씩 꾸준히 마시는 사람이다. 매일 간을 혹사시키는 것보다 술을 한 번에 마시고 길게 쉬어주는 것이 간에 무리가 덜 간다.

건강하려면 조금씩 자주 먹으라고 한다. 몰아서 폭식하는 것보다 건강에 좋다고 하는 것인데 맞는 말이다. 하지만 그것도 정도가 있다. 끊임없이 간식이나 군것질을 달고 사는 이들이 있다. 그렇게 하면 몸에 독소가 쌓인다.

한의학에서는 끊임없이 음식을 달고 살면 담음, 즉 찌꺼기가 몸속에 쌓인다고 했다. 반드시 기억해 두고 음식은 꼭 먹어야 할 때 먹자. 배에서 꼬르륵 소리가 날 때까지 공복감을 즐겨보길 권한다.

배 속에서 꼬르륵 소리가 나면 배가 고픈 것을 걱정하고 서둘러 속을 채우는 사람들이 있다. 하지만 꼬르륵 소리는 건강해지는 소리다. 장을 청소하는 시간이기 때문이다.

2. 침을 함부로 자주 뱉는다.

"함부로 침 뱉는 버릇을 어디서 배운 거야!"

어릴 때 아버지와 함께 길을 걷다가 침을 뱉었다. 당시에 얼마나 혼났는지, 지금도 그 날이 잊히지 않는다. 그날 이후로 침을 잘 뱉지 않았다.

보통 불안하거나 초조할 때 우리는 침이 마른다. 침은 마음이 불안해도 마르고 건강에 이상이 생겨도 마른다. 몸이 소화할 수 있는 상태가 아니니까 음식을 먹지 말라는 의미로 침이 마른다.

침이 마른다면서 사탕을 가지고 다니는 어르신들이 있는데, 사실 침이 마르는 것 자체가 건강에 이상이 있다는 신호다. 침은 소화기로 음식이 들어오기 전에 독소를 없애는 중요한 역할을 하는 일차방어선이기 때문이다.

가끔 갱년기 증상이나 화병을 호소하는 이들이 입이 마른다고 물을 벌컥벌컥 마신다. 그런데 그보다 신맛을 가까이 하는 게 좋다. 신맛을 가까이 하면 입에 침이 고이고 막혀 있던 경락이 뚫린다. 또 침이 마르면 사탕을 먹기보다 발효 식초를 희석해서 먹는 것이 좋다.

3. 화를 자주 낸다.

한 실험에서 화난 사람의 식도에서 채취한 분비물을 동물에게 주사했다. 그 분비물을 주입받은 동물은 그만 죽고 말았다. 흔히 우리가 '열 받아서 죽겠어!'라는 표현을 쓴다. 이는 화가 그만큼 무섭다는 뜻이다.

스트레스를 받으면 간에 열이 생긴다. 간에 열이 생기면 경락 순환에 문제가 일어난다. 이 현상을 간양상항(肝陽上亢)이라고 한다. 또 화가 심하면 간에서 분비되는 소화와 연관된 소화액에 문제가 생겨서 소화가 되지 않고 속이 더부룩해진다. 한의학에서는 이를 간비불화(肝脾不和: 간과 소화기의 균형이 깨져서 소화가 안 됨)라는 말로 설명한다. 간과 소화기의 밸런스가 깨진 것이다.

화는 우리가 생각하는 것 이상으로 건강에 악영향을 끼친다. 사업이 잘 되면서 신이 나서 술을 자주 마신 사람과 사업이 망해서 혹은 괴로운 일이 있어서 술로 잊으려는 사람을 비교해보면 알 수 있다. 전자는 건강에 이상이 없지만 후자는 크게 좋지 않다. 심지어는 암으로 죽기까지 한다. 화가 났을 때 술까지 마시면 독이 쌓이고 간에 크게 무리가 온다는 걸 잊지 말자.

독소 제거 필살기

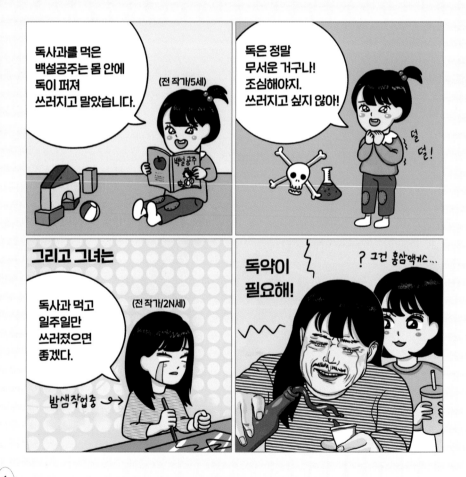

오늘부터 다이어트 필살기

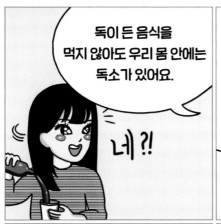

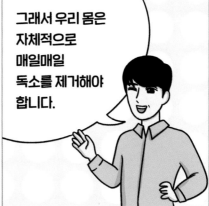

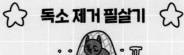

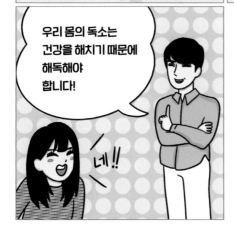

습담증이 문제다

한의학에서 널리 쓰는 용어 가운데 '십병구담(十病九痰)'이라는 유명한 말이 있다. 10가지 병 중에 9가지는 담(과도한 노폐물) 때문이라는 뜻이다. 한의학에 습담증이라는 것이 있는데 '노폐물이 배출이 되지 못하고 어느 한 곳에 머물러 뭉쳐 있으면서 신체 기능 이상이 생기는 병리적인 상태'를 말한다.

옛날에는 이 증상이 부자에게만 나타난다고 했다. 그러나 현대인이라면 누구나 습담증에 걸릴 수 있다. 왜 그럴까? 과식, 과도한 수분 섭취, 익혀 먹는 식습관, 운동 부족, 스트레스에 영향을 받기 때문이다.

더 쉽게 설명해 보자. 고혈압, 고혈당, 비만, 죽상경화증(粥狀硬化症: 몸 안의 혈관, 특히 동맥의 병적인 변화를 말하는 의학 용어) 같은 여러 질환이 동시에 생기는 병이 있다. 바로 그 유명한 대사증후군이다. 이 대사증후군이 습담증과 비슷하다. 체중 감량이 어려운 이들은 '혹시 내가 대사증후군이 아닐까?' 의심하는데 살이 잘 빠지지 않는 것이 습담증의 대표적인 증상 중 하나이다.

서양 의학에서는 과다한 지방 섭취를 비만의 원인이라고 지적한다. 반면에 한의학에서는 습담을 비만의 주된 원인으로 내세운다. 뱃살과 하체 비만의 원인이 습담이기 때문이다. 그렇다면 습담증인지 아닌지 어떻게 알 수 있을까? 습담증의 증상을 정리했으니 몇 개나 해당되는지 체크해 보자.

습담증 자가 테스트
□ 물을 마시면 속이 불편하다.
□ 속이 답답할 때 물을 마셔도 개운하지 않다.
□ 대소변을 봐도 개운한 느낌이 없고 찜찜하다.
□ 머리가 무겁고, 비가 오면 몸도 무겁다
□ 아침에 일어나기 힘들다.
□ 소화가 잘 안되고 가스가 자주 차며 늘 더부룩하다.
□ 매사에 의욕이 없다.
□ 아침에 얼굴 윤곽이 뚜렷하지 않다.

만약 위 문항에 4개 이상 해당된다면 습담증일 수 있다.

또한 배를 보면 습담증인지 아닌지 알 수 있다. 배를 보고 뱃살의 느낌, 색깔 등을 판단한 후에 상담을 마무리하는데 그만큼 배가 중요하다. 내가 '배에 살이 잘 찌는 스타일'이라고 말하면 어떤 분은 '세상에 그런 스타일도 있느냐'라고 하는데 복진은 생각 이상으로 정확하다.

일단 복진을 하려면 수분혈을 눌러봐야 한다. 수분혈은 배꼽으로부터 1~2센티미터 위에 위치한다. 수분혈 아래로 소장이 지나가므로 수분혈을 통해 현재 소장의 상태를 알 수 있다.

소장은 음식을 소화하고 분해한 후 버릴 것은 대장으로 보내고 소중한 물질은 소장의 벽을 통해 몸이 잘 흡수하도록 만들어준다. 그런데 소장에 불필요한 물이 고이면 수분이 순환되지 않고 대사가 더디기 때문에 배를 눌렀을 때 아플 수밖에 없다. 지금 편히 누워서 수분혈을 눌러 보자. 거북하고 아프면 습담증일 수 있다.

다음으로 대부분의 비만인은 뱃살이 말랑하고 통통하다. 이른바 물렁살이라고 하는데 가장 쉽게 빠지는 살이 물렁살이다. 수분이 과도하게 뭉쳐서 습담이 된 살로 초기 습담증일 때 물렁살이 많이 생긴다.

이런 경우에는 땀을 많이 흘리면서 생강차만 마셔도 불필요한 수분과 지방이 빠르게 배출된다. 만약에 배가 단단하다면 습담증의 상태가 심각하다는 뜻이다. 습담이 오래되면서 기운도 많이 떨어진 것이니 바로 치료를 받아야 한다.

필살기 tip 언제 습담이 잘 생기나요?

차가우면 뭉친다.
몸속에 양기가 부족하고 냉증 체질이면 순환이 원활하게 되지 않아서 신진대사가 저하되기 쉽다. 그러면 노폐물이 엉겨 붙어서 여기저기 자리 잡는다.

여성이 습담에 약하다.
기본적으로 남자는 양의 기운을, 여자는 음의 기운을 갖고 있다. 몸에서 생명을 만들어서 밖으로 내보내기 때문에 여성의 배 속이 남성보다 차갑다. 양기가 부족한 여성은 출산과 폐경을 경험한 이후에는 습담에 더 걸리기 쉽다.
여기에 나이가 중년을 넘어서면 더 심해진다. 나이 드는 것이 곧 체온을 잃어간다는 뜻이기 때문이다. 양기가 부족해지면서 기의 순환이 예전만큼 되지 않는다. 신진대사 능력이 떨어지기 십상이다. 근육도 줄고 힘도 예전만 못하다. 열을 만들어서 체온을 올리는 근육이 줄어들면 습담증에 걸리기 쉽다.

잠이 부족하면 습담이 온다.
대사에 관여하는 효소는 잠을 자는 동안 만들어진다. 평소에 잠을 잘 자지 못하는 사람은 습담이 생기지 않도록 더 조심해야 한다. 다른 곳보다 유달리 뱃살이 많고 물렁한 경우, 하체에 살이 많아서 고민하는 경우에는 습담증을 의심해 보자. 습담의 원인이 되는 과식, 과한 수분 섭취, 운동 부족, 스트레스에서 멀어져 건강을 되찾아야 한다.

수분혈을 눌러보세요

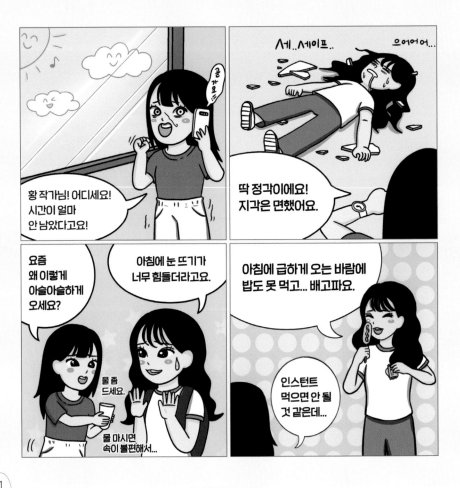

오늘부터 다이어트 필살기

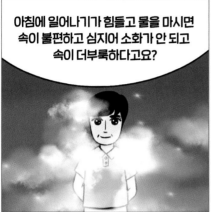

아침에 일어나기가 힘들고 물을 마시면 속이 불편하고 심지어 소화가 안 되고 속이 더부룩하다고요?

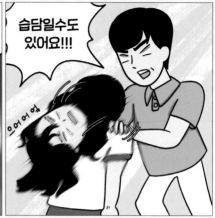

습담일수도 있어요!!!

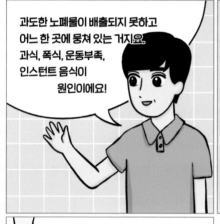

과도한 노폐물이 배출되지 못하고 어느 한 곳에 뭉쳐 있는 거지요. 과식, 폭식, 운동부족, 인스턴트 음식이 원인이에요!

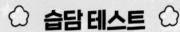

☁ **습담 테스트** ☁

1 물을 마시면 속이 불편하다.

2 머리가 무겁고 비가 오면 몸이 무거워진다.

3 아침에 일어나기 힘들다.

4 소화가 안 되고 더부룩하며 가스가 자주 찬다.

5 아침에 잘 붓는다.

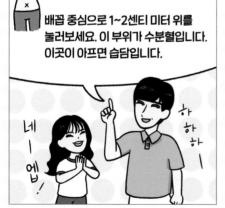

배꼽 중심으로 1~2센티 미터 위를 눌러보세요. 이 부위가 수분혈입니다. 이곳이 아프면 습담입니다.

사우나 해독법

"사우나를 좋아하는데 다이어트에 효과가 있을까요?"

사우나가 다이어트에 효과가 있는지, 어떤 방법으로 해야 다이어트에 도움이 되는지 알고 싶어 하는 이들이 많다. 결론부터 말하면 사우나는 다이어트에 꽤 효과가 있다. 다이어트에서 중요한 것이 체온이다. 독소 제거도 중요하고, 물 따로 밥 따로도 중요하다고 강조했다. 사우나는 우리 몸속에 있는 불필요한 수분을 제거하는 데 좋다. 효과가 눈으로도 확인된다.

그런데 사우나를 아무렇게나 하면 효과를 보기 어렵다. 독자들이 따라 하기 쉽게 다이어트에 좋은 사우나법을 소개하겠다.

1. 사우나실에 들어갈 때 수건 하나를 꼭 챙긴다.
2. 수건으로 얼굴을 가리고 뜨거운 열기가 나오는 곳 앞에 배를 향하고 서 있는다(4~6발짝 떨어진 거리가 좋다).
3. 얼굴로 올라오는 열기를 가리니 견딜 만하고 배가 금방 따뜻해지면서 붓기가 빠진다.

사우나 할 때에도 배를 따뜻하게 해주는 게 중요하다. 사우나 다이어트를 몇 번이나 하는 것이 좋을까? 사람마다 체력에 차이가 있지만 건강한 사람을 기준으로 일주일에 2~3회를 권한다. 땀을 내는 것은 기운을 소모시키는 것과 같다. 여름에 땀이 너무 많이 나면 쓰러지는 것도 그래서다. 그렇기에 사우나를 너무 자주 하면 몸에 무리가 간다.

한 가지 주의할 사항은 사우나 가서 맥주나 식혜, 시원한 음료수를 많이 마시지 않는 것이다. 목으로 잠깐 청량감은 느끼겠지만 위장과 소장에 차가운 물을 들이부으면 다이어트에도 건강에도 좋지 않다. 갈증을 참을 수 없다면 미지근한 물을 마시는 게 가장 좋다.

사우나에서 다이어트 효과를 보기 위해서 그리고 땀을 더 잘 빼기 위해서 땀복이나 복대를 입는 경우도 있다. 수분을 빼기에는 좋지만 배에 따뜻한 기운을 받아들이자는 것인데 땀복을 입거나 복대를 하면 방해가 된다. 앞서 설명한 방법대로 사우나를 하고 마지막으로 냉수 샤워를 하면 혈액순환이 더 잘 되고 개운하다.

사우나 다이어트

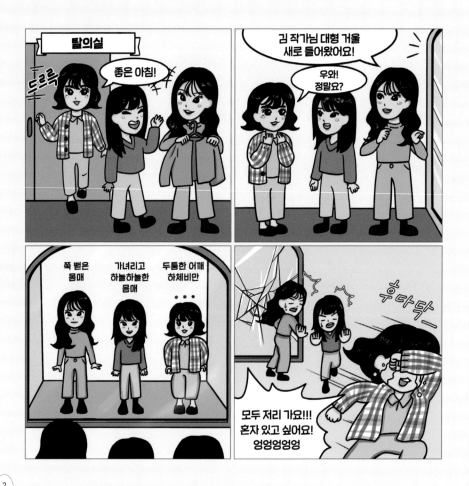

오늘부터 다이어트 필살기

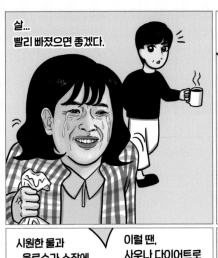

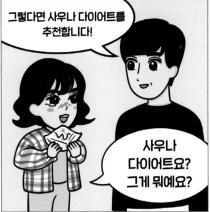

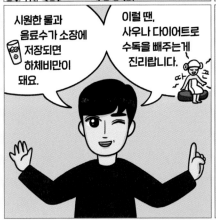

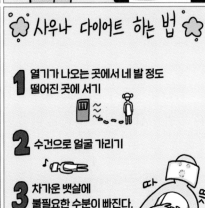

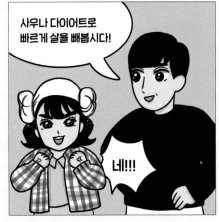

몸속도 청소하세요

    몸 안에 독소가 쌓이면 여러 가지 증상이 나타난다. 가장 먼저 설사 같은 과민한 장 증상이 생기고 다음으로 두드러기가 생긴다. 가장 중요한 증상은 면역이 떨어지고 피곤하다는 것이다. 만약에 이러한 증상을 달고 산다면 임파 계통에 독소가 많다고 생각해야 한다.

    임파 계통은 혈액과 서로 유기적으로 작용하면서 연결된다. 이 기관에 독소가 많아지면 혈액도 탁해진다. 이런 경우에는 몸속 청소가 필요하다. 우리가 청소한다고 하면 외관상 깨끗한 것만 생각하기 쉽다. 그런데 청소의 기본은 정리정돈이다. 수납이 잘 돼 있고 보이지 않는 곳이 깨끗해야 외관상 청결도 오래간다. 만약에 정리정돈은 엉망진창인데 눈에 보이는 곳만 깨끗하면 얼마지 않아 눈에 보이는 곳도 더러워지기 쉽다.

    우리 몸도 마찬가지다. 눈에 보이지 않는 곳까지 청소가 되어 있어야 겉으로 드러나는 피부나 혈색, 생기 있어 보이는 외모를 보여줄 수 있다.

속은 엉망인데 겉만 꾸민다고 해서 절대로 미인이 될 수 없다.

만약에 임파 계통에 독소가 쌓인 것 같다면 반드시 지켜야 할 규칙이 있다. 가장 먼저 일주일에 1번, 오직 채소와 과일만으로 식사하는 것이다. 또 2주일에 한번 하루 종일 단식을 하면 좋다. 단식을 할 때는 오직 뜨거운 물 5잔과 한방소화제 1~2회 만을 섭취한다. 한방소화제는 가까운 한의원이나 약국에서 구입할 수 있다.

왜 꼭 채소와 과일로 식사하고 단식을 해야 할까? 예를 들어서 채소나 과일을 오래 두면 어떻게 되는가. 썩는다. 미생물에 의해서 분해되기 때문이다. 이는 다른 말로 '효소가 살아 있다'라고 표현할 수 있다.

이렇게 효소가 살아 있는 음식을 섭취하면 소화 기관에서 음식을 에너지원으로 사용하기 위해서 소화작용을 할 때 별다른 에너지 소모 없이 소화하기에 쉽다. 그리고 남은 에너지는 우리 몸의 독소를 청소하는 데 사용된다. 그래서 일주일에 1번, 몸속을 청소할 수 있게 채소와 과일로 식사하라는 것이다.

여기에 하루 단식이 더해지면 금상첨화다. 하루 종일 음식이 전혀 들어오지 않기 때문에 몸속을 청소하는 데 더욱 유리한 조건이 된다. 혹시 몸속에 있는 독소를 어떻게 빼내느냐고 생각했다면 오늘부터 발상을 바꿔보자. 채소, 과일 섭취와 단식으로 몸속에 쌓인 독소를 얼마든지 밖으로 내보낼 수 있다.

임파 계통에 있는
독소 없애기

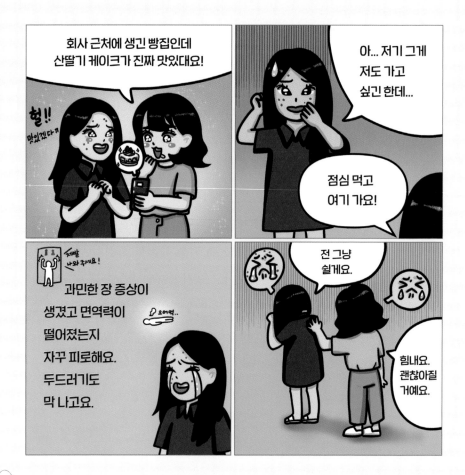

오늘부터 다이어트 필살기

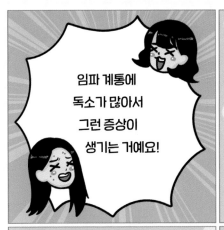

임파 계통에
독소가 많아서
그런 증상이
생기는 거예요!

임파 계통은 혈액과 유기적으로
작용하면서 연결되기에
독소가 많아지면
결국 혈액도
탁해집니다.

☆ 이런 분들은

1 주 1회 하루 동안
'오직' 과일과
채소만으로
식사해주세요!

2 2주에 한 번 하루 단식을
하세요. 하루 단식시엔
오직 뜨거운 물 5잔 정도와
한방소화제를
1회~2회
드세요.

앗
뜨거!

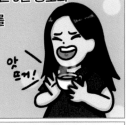

효소가 살아있는
음식을 먹을 땐

별다른 에너지 소모 없이
소화가 됩니다.
남은 에너지는 독소를
청소하는데 사용되고요.

독소가 많은 것 같다면
바로 시작해주세요!

네!

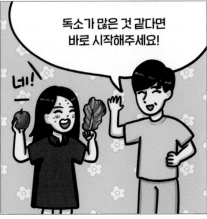

감추고 싶은 비밀, 변비

음식 섭취만큼이나 중요한 것이 배설이다. 음식을 섭취하면 완전소화가 되고 완전연소가 되어 음식물의 대부분이 기운으로 전환되어야 한다. 그리고 남은 찌꺼기는 배설물로 잘 배출돼야 살이 찌지 않고 기운이 넘쳐난다. 한마디로 말해서 원활한 배변은 우리 몸의 만병통치약이다.

그런데 이 중요한 배변이 잘 되지 않아서 고생하는 이들이 아주 많다. 그러면 왜 변이 막혀서 나오지 않을까? 왜 배변을 해야 하는 대장이 움직이지 않는 걸까? 한 가지 분명한 것은 변비의 유형은 우리가 알고 있는 것보다 다양하다. 변비의 4가지 유형을 살펴보자

1. 장이 무력한 타입

장은 수축활동을 통해 소화한 음식물을 아래로 내보낸다. 이를 연동운동이라고 하는데 한의학적 관점으로 양기가 강한지 약한지로 구분할 수

있다. 장이 무력한 경우에는 양기가 부족해서 그렇다. 이럴 때 변비라고 해서 무작정 물을 많이 마시면 꿀렁꿀렁 무겁기만 할 뿐, 연동운동이 안 돼서 변비 해결에 도움이 되지 않는다.

이럴 때는 수분 섭취를 약간 줄이고 온수만 적당히 마신 후 태양을 보며 걷는 게 양기를 북돋아서 변비 해결에 도움이 된다.

2. 효소가 부족한 타입

소화액이 부족하면 노폐물이 배변으로 나가기 어렵다. 특히 배설을 주관하는 효소인 쓸개즙이 부족하면 배설이 되지 않는다. 숙면을 취하고 피로가 풀려야 쓸개즙 분비는 원활해진다. 효소가 부족한 타입은 잠을 잘 자는 것이 해결책이다.

3. 장이 건조한 타입

피가 부족한 상태를 한의학에서는 진액이 부족하다고 하는데 이런 체질이 의외로 많다. 특히 여성은 매달 생리를 해서 갱년기쯤에 피가 부족하기 쉽다. 그 결과 피부도 건조해지고 모발과 장도 건조해진다.

건조하다고 하면 물을 많이 마시는데 피가 부족한 것은 물을 많이 마셔서 해결될 일이 아니다. 무작정 물을 많이 마시기보다 아침 공복에 뜨거운 물을 마셔서 공복 배 속의 경락을 따뜻하게 뚫어줘야 한다. 해조류를 가까이 하고 좋은 지방을 충분히 섭취하는 것도 중요하다.

4. 어혈이 뭉치는 타입

이런 타입은 배꼽 옆 양쪽을 누르면 아프다. 또 안색은 점점 거칠어지고 기미가 생기기 쉽다. 생리 후에 어혈이 배 속에 남아서, 장이 내려오는 길 옆에서 장을 누르기 때문에 덩어리가 뭉쳐서 막히게 된 경우라고 할 수 있다.

이럴 때 쑥을 이용해서 좌훈을 하면 도움이 된다. 쑥은 배를 따뜻하게 하고 여러 여성 질환에도 좋은 약재이다. 반신욕으로 배꼽 아래를 따뜻하게 하는 것도 좋다.

이렇게 변비는 유형에 따라서 해결책도 다 다르다. 그런데 보통 변을 보기 어려운 이들은 변비약을 많이 먹는다. 하지만 변비약을 섭취하면 장 내의 부드러운 윤활유까지 수분에 씻겨 내려가기 쉽다. 변비약을 장기적으로 복용하면 만성변비가 생기는 원인이 된다.

변비를 치료하기 위해서는 지켜야 할 규칙이 있다.

1. **위장, 소장, 대장에 양기가 충분하도록 한다.** 양기가 충분하다는 것은 잘 움직일 수 있다는 뜻이다.
2. **배 속을 건조하게 유지한다.** 위장이 물에 젖으면 양기가 떨어지는 것처럼 소장, 대장 역시 물에 젖으면 양기가 약해져서 잘 움직이지 못한다. 대장이 건조한 경우 변비는 빠르게 호전되지만 배 속의 양기가 떨어진다. 따라서 지독한 변비라면 아주 오랜 기간 노력해야 한다.

대장이 잘 움직이고 변을 잘 보기 위해서는 '위장과 소장을 수분에 젖은 상태로 두지 않는 것'을 명심해야 한다. 음식물은 위액으로 한 번 녹여서 위장에서 1차로 에너지가 되고 남은 영양분은 소장에서 흡수된다. 에너지를 많이 만들고 영양분을 조금 흡수하는 것이 살이 찌지 않고 기운이 나는 비결이다.

다이어트 후
변비가 생겼다면

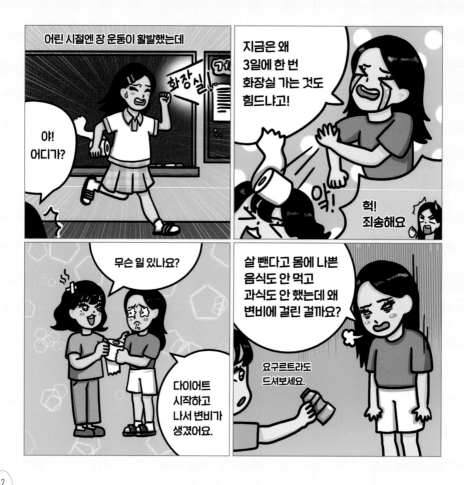

오늘부터 다이어트 필살기

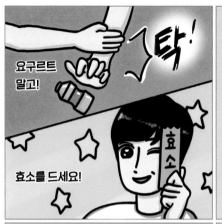

요구르트
말고!

탁!

효소를 드세요!

식사 양을 줄이게 되면
자연히 식이섬유 섭취도
줄게 됩니다.

DOWN

다이어트를 위해 과도하게
운동을 하면 몸 속의 효소가
상당히 소모돼요.

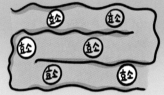

그렇게 되면 장에 소화 효소,
배설 효소 등이 부족해져요.
그럼 점점 독소가 쌓여
몸 상태가 나빠진답니다.

이런 분들에게는 효소를 추천합니다.
배설에 소비되는 효소를
충분하게 만들어주기 위함이에요!

다이어트에
효소는 필수입니다!

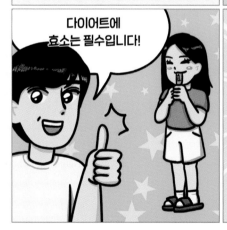

화장실

오~ 신호가 옵니다!

에서옵쇼~!

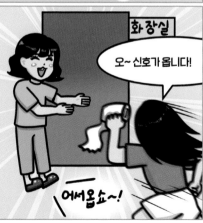

반가워! 황금색 변

　평소에 변비가 너무 심해서 고생하던 환자가 유방암 말기 진단을 받았다고 한다. 항암 치료를 할까 말까 고민하다가 포기하고 고아원에서 봉사활동을 하면서 생을 마감하려고 결심했다. 그런데 변비가 너무 심해서 고생하니까 누군가 곡식 껍데기처럼 생긴 미국 건강식품을 쌀밥과 3대 1의 비율로 먹으면 좋다고 해서 매일 같이 따라했다고 한다. 한 달 쯤 지나면서 변기통이 막힐 만큼 시원하게 변을 봤다. 어떤 날은 변을 하루에 3번을 본 적도 있다. 매일매일 쾌변을 한 뒤로 이상하게 컨디션이 너무 좋더란다.

　그리고 놀라운 일이 일어났다. 팅팅 부어있던 가슴이 점점 작아지더니 2~3개월 후 검사를 받아보니 기적같이 유방암은 완치되었다.

　정말 말기암이 자연적으로 치료될 수 있을까? 이 일화는 독소가 그만큼 무섭다는 걸 말해준다. 고인 물은 썩게 되고 막힌 것에선 악취가 나며 독의 기운이 생기는 게 자연의 이치다.

독소가 쌓이지 않으려면 혈액순환, 기운의 순환이 잘되어야 한다. 그래야 생명의 에너지가 생기고 칼로리도 저장되지 않고 에너지로 전환된다. 다이어트의 효율을 높이기 위해서 그리고 독소가 없는 깨끗한 몸을 만들기 위해서라도 쾌변은 중요하다.

뒤에서 독소 배출에 좋은 음식을 소개하겠지만 여기서 쾌변에 좋은 비법을 몇 가지 알려주겠다. 쾌변에 가장 좋은 음식은 수용성 식이섬유 그 가운데서도 미역이다. 불용성 식이섬유에는 대부분의 채소가 다 해당된다. 이 두 가지를 섞어서 먹으면 숙변 제거에 탁월하다. 장에서 녹는 미역과 녹지 않은 채소가 서로 섞이기 때문에 변비에 이보다 더 좋은 약이 없다. 알로에도 대장 해독과 숙변제거에 그만이다.

신맛이 나는 발효 식초를 희석해서 매일 마시면 그 신맛에 침샘이 자극받는 것처럼 장벽도 자극을 받는다. 그래서 숙변을 쉽게 배출할 수 있다. 다이어트의 시작은 쾌변이다. 오늘부터 변비와 헤어지고 쾌변으로 건강을 되찾길 바란다.

변비 해결 부탁해

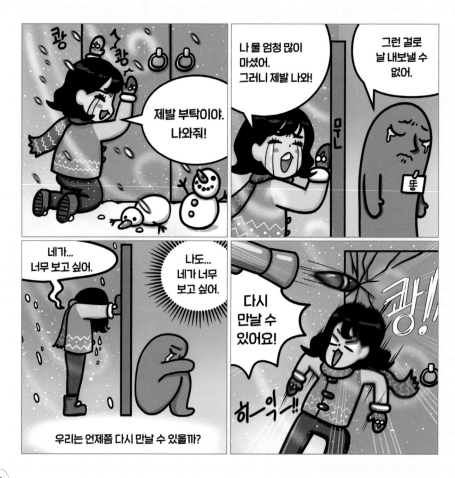

오늘부터 다이어트 필살기

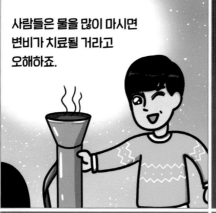

사람들은 물을 많이 마시면 변비가 치료될 거라고 오해하죠.

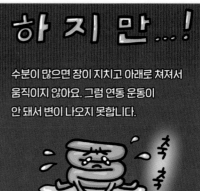

하 지 만...!

수분이 많으면 장이 지치고 아래로 쳐져서 움직이지 않아요. 그럼 연동 운동이 안 돼서 변이 나오지 못합니다.

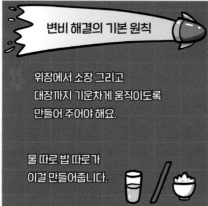

변비 해결의 기본 원칙

위장에서 소장 그리고 대장까지 기운차게 움직이도록 만들어 주어야 해요.

물 따로 밥 따로가 이걸 만들어줍니다.

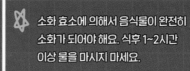

소화 효소에 의해서 음식물이 완전히 소화가 되어야 해요. 식후 1~2시간 이상 물을 마시지 마세요.

대장 속의 숙변을 제거 해야 합니다. 올리브 오일을 하루 한 숟가락 드셔도 좋아요.

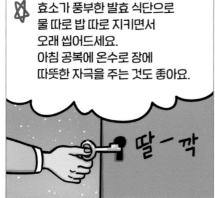

효소가 풍부한 발효 식단으로 물 따로 밥 따로 지키면서 오래 씹어드세요. 아침 공복에 온수로 장에 따뜻한 자극을 주는 것도 좋아요.

딸 ─ 깍

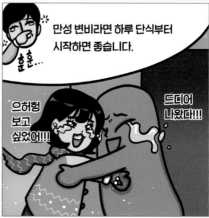

만성 변비라면 하루 단식부터 시작하면 좋습니다.

훈훈...

으허헝 보고 싶었어!!!

드디어 나왔다!!!

다이어트와 쾌변

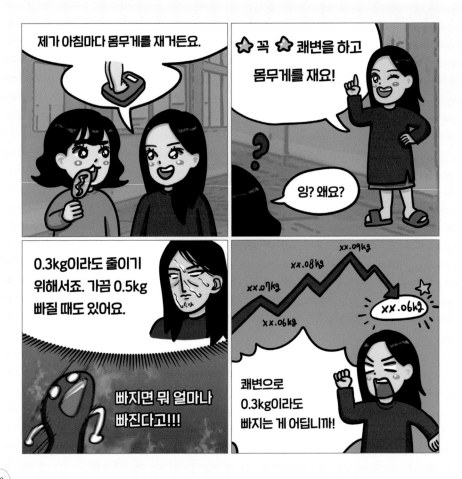

오늘부터 다이어트 필살기

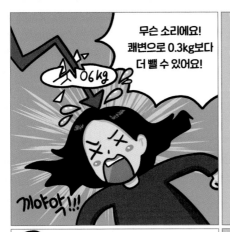

무슨 소리에요! 쾌변으로 0.3kg보다 더 뺄 수 있어요!

0.6kg

꺄약!!!

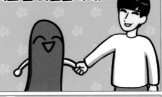

쾌변하면 혈액순환, 기운의 순환이 잘 되어 독소가 없어집니다. 또한 생명 에너지가 생기고 칼로리가 저장되지 않아 에너지로 잘 바뀐답니다.

다이어트의 효율을 높이기 위해 쾌변은 정말 중요합니다.

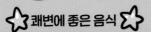 쾌변에 좋은 음식

1 미역   2 알로에

3 채소   4 발효 식초

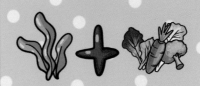

장에서 녹는 미역과 녹지 않은 채소가 서로 섞이면 숙변 제거에 탁월합니다.

알로에는 대장 해독과 숙변 제거에 좋아요.

신맛의 발효 식초를 매일 마시면 장벽을 자극하여 숙변을 제거해줍니다.

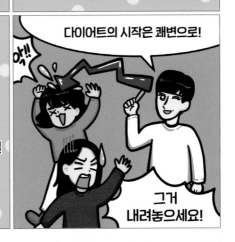

다이어트의 시작은 쾌변으로!

악!!

그거 내려놓으세요!

따라 해요, 효소 식사법

　두 사람이 다이어트를 열심히 해서 똑같이 5킬로그램을 감량했다. 한 사람은 얼굴이 홀쭉해지고 늘 기운이 없다. 자도, 자도 피곤하고 신경이 곤두선다. 그런데 다른 한 사람은 날씬해진 동시에 건강해 보인다. 이런 결과를 보면 전자가 억울하다. 건강해지려고 먹고 싶은 것도 참고 열심히 살을 뺐는데 왜 몸이 전만 못하단 말인가!

　이 차이가 어디서 오는 걸까? 바로 효소 때문이다. 효소가 우리 몸을 건강하게, 아름답게 만들어준다는 것은 앞에서 설명했다. 많은 이들이 다이어트하려고 효소를 잘 챙겨 먹었는데 체하거나 속이 답답한 증상이 없어졌다고 한다. 효소가 다이어트에만 도움이 되는 게 아니라 건강에도 좋은 것이다. 건강한 다이어트를 도와주는 핵심이 바로 효소이다.

　효소는 영양소 위에 있다. 영양소가 아무리 많이 들어와도 효소가 없으면 에너지로 만들 수 없다. 그래서 효소가 부족하면 잘 먹어도 기운이 없고 성장발달도 원활하게 이뤄지지 않는다. 면역은 두말할 필요도 없다. 에너지를 만드는 일, 소화시키는 일, 세포를 만드는 일이 모두 효소가 하는 일임을 잊지 말아야 한다.

우선 잠을 자는 동안 효소가 만들어지므로 당연히 잠을 잘 자야 한다. 다음으로 효소를 아끼기 위해 가장 중요하게 여겨야 하는 것은 뭘까? 바로 폭식과 과식을 하지 않는 것이다. 특히 빵, 라면, 피자 같은 탄수화물 인스턴트 음식은 효소를 마구 써버린다. 이런 음식을 과도하게 먹게 되면 소화 효소의 소모가 심해지고 대사에 쓰일 효소가 부족해진다. 그러므로 탄수화물 인스턴트 음식을 피하고 대충 씹어서 폭식하지 말자. 천천히 씹어서 적당히 먹어야 한다. 여기에 물 따로 밥 따로까지 실천하면 더욱 좋다.

약을 자주 복용해도 효소가 소모된다. 우선 소화불량이 있다는 것부터가 효소가 부족해서일 수 있다. 예를 들어서 평소에 비염으로 양약을 많이 처방받아 먹는다면 약을 해독하면서 효소가 소모될 것이다. 또 항생제는 소장의 효소를 상당하게 소모시킨다.

효소 소비를 줄이는 가장 좋은 방법은 '나는 꼭 배가 고플 때 적당히 오래 씹어 먹겠다'라는 규칙을 지키는 것이다. 이것만 잘 지켜도 효소 소비를 줄일 수 있다.

잘못된 상식 중에 하나가 삼시세끼를 의무적으로 챙겨먹는 것이다. 앞으로는 시간이 되면 으레 먹어야지 하는 생각으로 식사하지 말고 배고플 때 먹는다는 생각을 해보길 바란다.

발효 효소의 힘

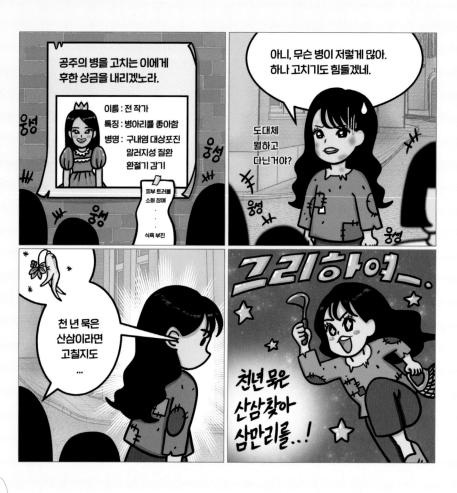

오늘부터 다이어트 필살기

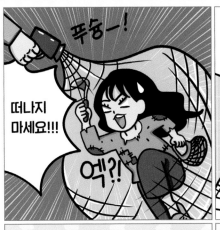

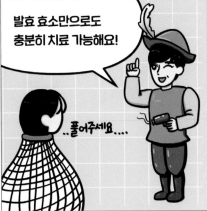

평소 면역력이 떨어지는 사람은

1. 구내염, 대상포진
2. 비염, 눈가려움증
3. 질염, 자궁염증
4. 염소똥처럼 딱딱한 변비
5. 환절기 감기
6. 피부 트러블
7. 소화장애 및 식욕부진

이런 질환에 걸립니다.

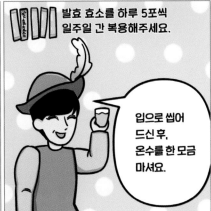

★ **황금색 변이 나오면 면역이 올라오기 시작한 거예요.**

일주일 안에 황금색 변을 보고 이후에는 하루 2포 정도 꾸준히 드세요.

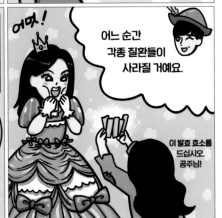

지방 분해, 어렵지 않다

"선생님 친구들이 그러는데요. 살 빼고 싶은 부위를 꼬집으면 살이 빠진대요. 정말 그런가요?"

"아주 틀린 말은 아닌데 꼬집는다고 살이 빠지진 않을 텐데요."

"제 친구가 그렇게 해서 살을 많이 뺐대요. 다이어트 꿀팁이라고 했다니까요?"

"친구 분이 다른 이유로 살이 빠진 건데 그걸 꼬집어서 빠졌다고 오해할 수도 있는 거 아닐까요?"

이렇게 대답하자 환자가 고개를 갸우뚱거렸다.

한번은 이런 일도 있었다. 체해서 침을 맞으러 온 환자에게 침을 놓으려다가 깜짝 놀랐다. 환자가 윗옷을 걷었는데 배 여기저기가 시퍼렇게 멍이 든 게 아닌가. 멍의 색깔도 푸른색부터 검붉은색까지 다양했다. 깜짝 놀라서 환자에게 물었다.

"왜 이렇게 멍이 들었어요?"

"이거요? 피부 관리실에서 살 빼준다고 해서 갔더니 마구 꼬집고, 부항을 떴어요."

기본적으로 자극을 줘서 지방을 분해하는 것이 일리는 있다. 학생 때 종아리에 박힌 알을 뺀다고 맥주병으로 밀었던 게 효과가 있는 방법이다. 훌라후프에 돌기가 있는 것도 같은 원리다. 자극이 되면서 지방이 분해될 수 있다.

하지만 똑같은 원리를 적용한다고 해도 방법이 중요하다. 부분적으로 살을 빼고 싶고 자극을 줘서 지방을 분해하고 싶다면 아래와 같은 방법이 있다.

> 1. 반신욕이나 사우나를 통해 체온을 올린다.
> 2. 꼬집지 말고 바디롤러로 밀어준다.

사우나 안에서 식혜 냉커피, 맥주처럼 차가운 음료수를 마시면서 땀을 내면 소용없다. 사우나 후에 바디롤러로 살을 살살 밀어보라. 특히 팔다리가 굵은 이들은 효과를 볼 수 있다. 붓기가 살이 된 이들에게도 좋은 방법이다.

살을 꼬집으면 살이 빠질까

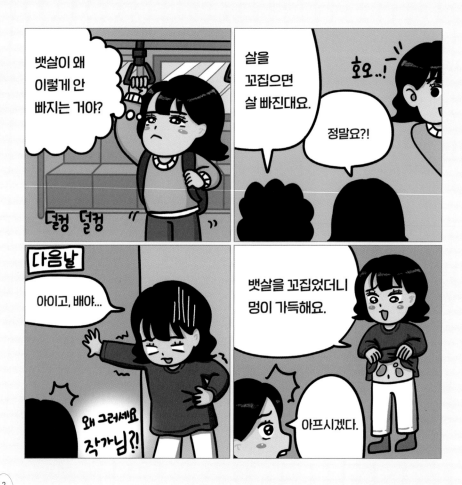

오늘부터 다이어트 필살기

자극으로 지방을 분해해
살을 빼는 것! 일리 있어요!

방법이 중요!

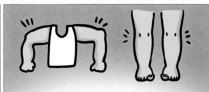

특히, 팔 다리가 굵은 분들,
팔다리가 부어서
살이 된 분들에게 좋아요.

☆ 다음과 같이 해보세요 ☆

1 먼저 반신욕이나
사우나를 통해서
체온을 올린다.

2 꼬집지 말고
바디롤러로
밀어준다.

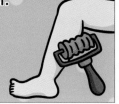

사우나 안에서
식혜, 냉커피, 맥주
같은 음료수를 드시면서
땀을 내지 마세요!

롤러를 이용해보세요!

네~!

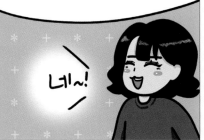

만성피로, 범인은 독소!

    체내 독소를 제거하려면 규칙적으로 운동하고 반신욕을 자주 하며 아침마다 스트레칭을 하는 게 좋다. 여기에 체내에 쌓인 독소를 배출하는 데 도움을 주는 천연 음식을 섭취한다면 이보다 더 좋을 방법은 없다.

    실제로 나는 주위에서 에너지가 넘친다는 말을 많이 듣는다. 한의사니까 좋은 약을 많이 먹어서 그렇다고 생각하는데 그렇지 않다. 오전에는 컨디션이 최상인데 오후가 되면 피로를 느낀다. 그래서 중요한 일은 가급적 오전에 한다. 그래도 만성피로를 호소하는 이들보다 컨디션이 좋은 편인데 그 비결은 피로를 푸는 좋은 음식을 먹고 독소를 배출하는 습관이 몸에 붙었기 때문이다. 독소를 배출해서 만성피로로부터 건강을 지켜주는 대표적인 식품 4가지를 소개하겠다.

1. 열대 과일, 파인애플

수분, 당분, 섬유질이 많은 열대 과일은 체내 독소를 흡착해 배출시키는 효과가 있다. 파인애플의 맛이 어떤가? 입 안에 침이 가득 고이도록 시고 달다. 달콤한 과일이지만 적당한 신맛이 있고 침이 잘 생겨서 해독에 좋다. 또 신진대사를 원활하게 하는 비타민B1이 가득해 피로를 해소시켜준다.

2. 해조류

해조류의 수용성 식이섬유가 장내 숙변과 합쳐져서 배출되기 때문에 해조류를 많이 먹으면 피로를 줄일 수 있다. 꾸준히 섭취하면 중금속을 배출하는 데도 도움이 된다.

3. 녹차

녹차에는 카테킨이라는 대표적인 항산화 성분이 함유되어 있다. 녹차의 떫은맛을 내는 성분으로 활성산소를 억제해서 노화와 암을 예방한다.

4. 발아현미

영양분이 집중된 배아층과 호분층이 모두 들어 있어 백미나 다른 곡류보다 영양이 훨씬 풍부하다. 특히 발아시킨 현미는 백미보다 식이섬유가 3배, 비타민이 5배, 식물성 지방이 2.5배, 칼슘이 5배가량 많다. 핵심은 현미는 좋은 식이섬유가 풍부하다는 거다. 식이섬유가 소화되고 남은 영양분과 찌꺼기를 원활하게 배출시켜서 체내 독소 비율을 낮춘다.

피로 해소에
도움이 되는 음식

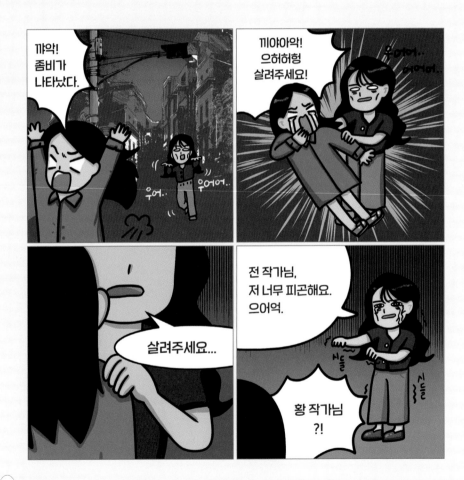

오늘부터 다이어트 필살기

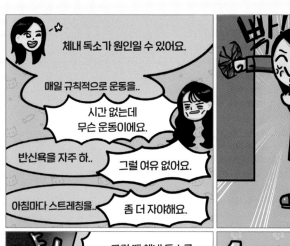

체내 독소가 원인일 수 있어요.

매일 규칙적으로 운동을..

시간 없는데 무슨 운동이에요.

반신욕을 자주 하..

그럴 여유 없어요.

아침마다 스트레칭을..

좀 더 자야해요.

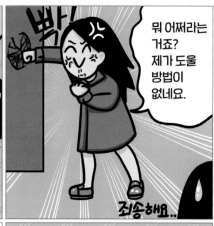

뭐 어쩌라는 거죠? 제가 도울 방법이 없네요.

죄송해요..

그럴 땐 체내 독소를 배출하는 천연 음식을 드세요!

원장님!

1. 파인애플

체내 독소를 흡착해 배출시킵니다. 또한 비타민B1이 가득해 피로 해소까지.

2. 미역

수용성 식이섬유는 장내 숙변과 합쳐져서 배출됩니다. 꾸준히 섭취하면 독소 배출에도 좋아요.

3. 발아현미

좋은 식이섬유가 풍부합니다. 이 식이섬유가 소화되면 남은 영양분과 찌꺼기를 원활하게 배출시켜 체내 독소 비율을 낮춘답니다.

독소 제거로 피로를 날려버립시다!

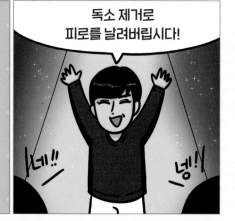

네!!

넹!!

종아리 운동

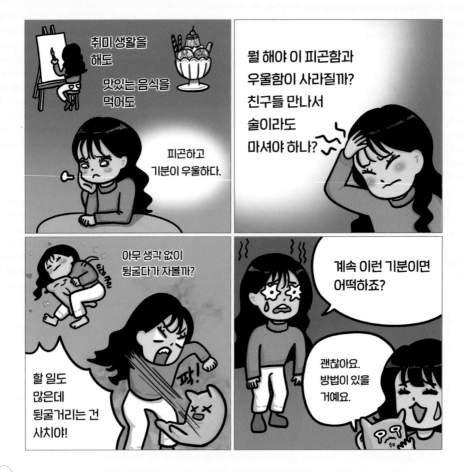

오늘부터 다이어트 필살기

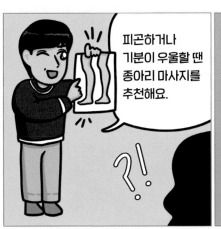

피곤하거나 기분이 우울할 땐 종아리 마사지를 추천해요.

종아리 마사지는 간의 피로를 덜어주고 숙면에도 도움이 돼요. 종아리 운동을 하는 것도 좋아요!

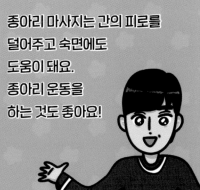

종아리 운동은 하지로 내려간 혈액을 근육 운동으로 정맥을 압박하여 심장으로 올려보냅니다. 쉽게 할 수 있는 종아리 운동으로 '까치발 서기'가 있어요.

까치발 서기

1 앉아서 해도 되지만 일어서서 하면 더 효과가 커요.

2 한 번에 많이 하지 말고 수시로 해주세요.

3 가장 적당한 횟수는 한 번에 15~30회를 하는 것 입니다.

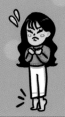

이 운동은 정맥류를 예방하고 다리의 피로를 풀며 다리가 붓는 것을 예방할 수 있습니다.

네!!

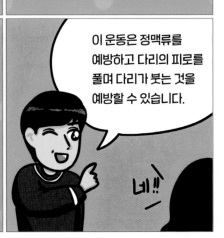

갖고 싶다, 계란 같은 피부

　여성의 피부 고민 중에 가장 많이 호소하는 게 주름과 기미이다. 레이저 시술 말고 계란처럼 예쁜 피부를 갖는 방법은 없을까? 아름다운 피부를 원한다면 고가의 스킨케어 시술과 관리, 값비싼 화장품으로 피부 노화를 막을 게 아니라 생활습관을 바꾸어야 한다. 정답은 효소가 풍부한 좋은 식사, 소식, 효소를 가까이 하는 습관이다.

　아토피도 심각한 고민이다. 한번은 아토피가 너무 심해서 삶도 포기하고 싶다고 말하는 건장한 체격의 남성이 찾아왔다.

　"혹시 운동하셨나요?"

　"네, 옛날에 씨름했어요."

　"운동할 때 냉수를 많이 마셨겠네요."

　그는 맥주와 콜라를 달고 살았단다. 배 속이 차가워지니까 배 속에 있어야 할 열이 피부 표면으로 밀려나왔고 그 결과 피부 재생이 잘 안되고 딱지가 생긴 것이다. 자꾸 가려워 긁다보니 아토피도 심해졌다.

한의학 고서인 『경악전서』에 보면 '진한가열(眞寒假熱, 병의 본질은 한증인데 열증이 나타나는 증상)'을 설명하는 부분이 있다. 그 설명을 보면 열이란 본래 몸이 허약한데 외부의 나쁜 기운이 들어오거나, 과로, 혹은 색(色)을 지나치게 밝힘으로써 발생한다고 한다.

기뻐하기, 성내기, 근심하기, 생각하기, 슬퍼하기, 놀라기, 겁내기 등 사람의 일곱 가지 감정이라는 칠정(七情)이 지나쳐서 발생하기도 한다. 이는 근본적으로 열의 증상이 아닌데 찬 약을 처방받는 경우가 많다.

이 경우에 찬 약까지 복용하면 정말 위험해진다. 『경악전서』에는 '어리석은 의사가 진한가열을 열증으로 보고 찬 약을 함부로 투여하는데 찬 약을 먹이면 반드시 죽는다'라고 심각하게 경고한다.

성장기 아이를 보면 피부가 건조하고 가려워서 자꾸 긁는다. 이 또한 몸속이 차가워서 열을 피부 밖으로 밀어내기 때문이다. 특히 성장기엔 체내에 피가 부족해서 건조현상이 더 심해진다.

아이가 자꾸 긁는다고 바로 아토피 약을 처방받지 않는 게 좋다. 차라리 속을 따뜻하게 해주면서 일찍 재우고 죽을 끓여주는 게 근본적인 치료에 가깝다. 진액이 보충되면 건조한 피부가 촉촉해진다. 여기서 진액은 소화, 흡수를 포함한 오장육부의 작용으로 만들어지는 영양 물질을 말한다. 모든 체액 당연히 피도 진액이다.

아토피 체질에서 벗어나고 싶다면 무조건 냉수를 끊어라. 사소한 습관만 바꿔도 체질 자체를 바꿀 수 있다.

튀김과 탄산음료는
피부의 독

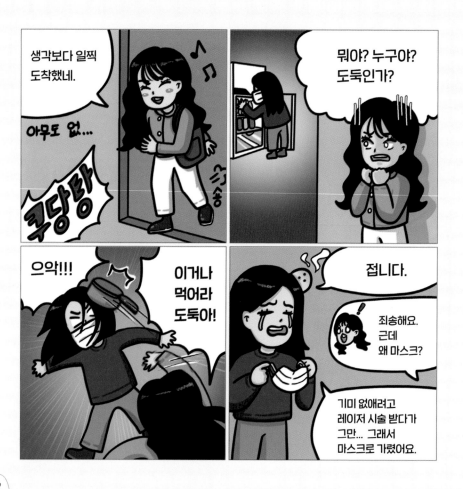

오늘부터 다이어트 필살기

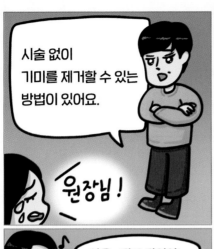

시술 없이
기미를 제거할 수 있는
방법이 있어요.

원장님!

기미나 주름이 왜 생기는지
알아볼까요?

1 햇빛에 의한 멜라닌 색소의
생성

2 가슴 위에서 머리까지
화가 많은 경우

3 설탕이나 산화된 지방,
트랜스 지방의 과잉 섭취

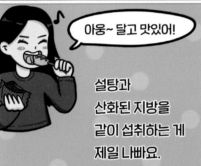

아웅~ 달고 맛있어!

설탕과
산화된 지방을
같이 섭취하는 게
제일 나빠요.

튀긴 음식을
탄산음료와 같이 먹으면
활성산소가 생겨 피부가 거칠고
염증성 피부가 되기 쉬워요.

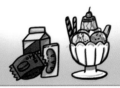

아름다운 피부를
원하신다면 효소가
풍부한 식사를
해주세요.

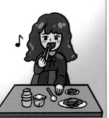

아름다운 피부 만들기
음식만 잘 먹으면
어렵지 않아요.

네!

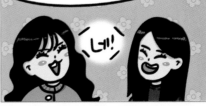

잘 자야 잘 빠지는 이유

　　우리는 인생의 3분의 1을 자면서 보낸다. 그 많은 시간을 잠에 할애해야 하는 이유는 뭘까? 자는 동안 재생활동이 이뤄지기 때문이다. 잠을 자면서 낮에 활동하며 받은 스트레스를 완화하고 몸을 회복시킨다.

　　잠을 충분히 깊게 잔 날과 그렇지 않은 날을 비교하면 다음날 컨디션이 극과 극이다. 잠을 푹 자면 피곤이 덜하고 집중력도 높고 커피 맛도 좋다. 컨디션이 좋아서 능률이 오르고 일을 많이 해도 지치지 않는다. 그런데 잠을 못 자면 몸이 말을 듣지 않는다. 일단 우리가 잠을 잘 자야 하는 이유를 간단하게 정리하면 다음과 같다.

- 노폐물을 배출시켜서 몸이 날씬해지고 피부가 아름다워진다.
- 미토콘드리아가 뇌세포의 쓰레기를 청소해주고 혈액이 간으로 들어가서 피로를 풀어준다.
- 피부 노화를 지연시키는 호르몬뿐 아니라, 피부 탄력을 유지하는 콜라겐과 엘라스틴도 왕성하게 생성된다.

- 성장호르몬이 분비돼서 신진대사를 촉진하고 손상된 몸이 회복된다.

최근에 수면에 관한 다양한 연구가 있었다. 질 높은 숙면에 관한 연구 중에서 내가 직접 실천해본 방법을 소개할까 한다.

1. 크릴새우로 만든 오일

인터넷에 크릴 오일이라고 검색하면 관련된 제품이 많이 나온다. 직접 오일을 복용했는데 효과가 있었다. 이걸 먹고 자니 10시 30분에 잠자리에 들어서 5시에 눈이 떠졌다.

2. 생꿀 1큰술

꿀의 단맛이 수면 호르몬이라고 불리는 멜라토닌을 분비하게 도와준다. 다만 혈당이 올라가므로 야식을 먹고 꿀까지 먹으면 다이어트를 망칠 수 있다.

3. 산조인차

산조인은 대추나무 열매의 씨앗이다. 불면증에 가장 많이 사용된 한약재다. 산조인을 볶아서 차처럼 끓여 마시면 숙면에 도움을 준다. 간과 담을 보하면서 심장을 편하게 하고 체액을 보충해서 수면을 유도한다. 특히 잠들기까지 걸리는 시간이 줄고 수면의 질이 좋아졌다.

미인은 잠꾸러기

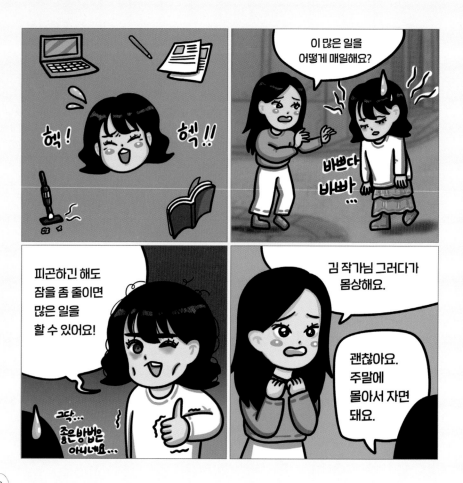

오늘부터 다이어트 필살기

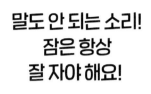

말도 안 되는 소리!
잠은 항상
잘 자야 해요!

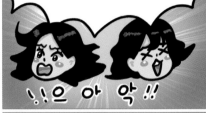

!!으 아 악!!

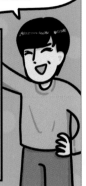

자! 꼭 알아두세요!

잠을 자는 동안
우리 몸은
스트레스를 완화
하고 몸이 회복
됩니다.

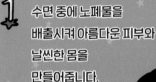

★ 잠을 잘 자야 하는 이유 ☾

 수면 중에 노폐물을
배출시켜 아름다운 피부와
날씬한 몸을
만들어줍니다.

탱
탱

 피부 노화를 지연시키는
호르몬, 피부 탄력을 유지하는
콜라겐, 엘라스틴도
잘 생성됩니다.

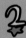 성장호르몬이 잘 분비되어 몸의
신진대사를 촉진하고 손상된
몸이 회복됩니다.

 잠이 부족하면
면역 세포의 기능이
떨어져 병에 걸리기 쉽습니다.

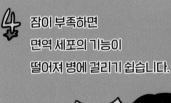

까아악!!

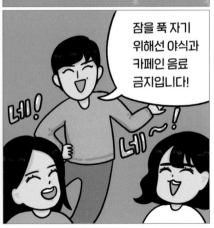

잠을 푹 자기
위해선 야식과
카페인 음료
금지입니다!

네!!

네~!

다이어트가 잘되고 있다는 신호

다이어트에 성공하고 있는지 아니면 실패하고 있는지는 저울의 눈금이 말해준다. 하지만 분명히 살이 빠지는 느낌이 들고 몸도 가벼워지는데 저울은 그대로인 경우가 있다. 그런 경우에는 내가 하고 있는 다이어트 방법을 유지할지 말지 고민스럽다.

살 빠진다는 신호가 어떤 것인지 알고 싶은 이들을 위해서 준비했다. 몸무게는 줄지 않아도 다이어트가 잘 되고 있다는 징후를 알아보자.

1. 변비가 없어졌다면!

신진대사가 원활해진 덕분에 쌓이고 정체됐던 노폐물이 배출되고 있다는 신호로 봐야 한다. 꾸준히 이 상태가 지속되면 독소과 노폐물이 배출되어 다이어트에 성공할 수 있다.

2. 어, 입맛이 달라졌네?

다이어트 이전에는 달고 짜고 맵고 자극적인 음식에 길들여진 입맛이었을 것이다. 하지만 제대로 된 식단을 짜서 좋은 음식을 먹기 시작하고 익숙해지면 입맛도 바뀌기 마련이다. 전에는 너무 맛있었던 음식인데 너무 달거나 짜서 먹기 거북해지기도 한다. 입맛이 바뀌었다는 생각이 든다면 다이어트에 성공할 수 있다.

3. 근육이 부드러워지다니

몸속에서 독소가 빠지면 근육이 부드러워진다. 또 몸에 붙어 있던 군살이 빠지면서 운동반경이 넓어진다. 하루 정도 단식하고 난 후, 스트레칭을 해보라. 확실히 몸이 가벼운 걸 느낄 수 있다. 스트레칭이 잘 되는 것 같다면 다이어트 성공이 가까이에 있다고 봐도 좋다.

치팅해도 되나요?

보통 새해에는 결심을 많이 한다. 특히 다이어트를 결심하는 이들이 많은데 3월쯤 되면 마음이 느슨해진다. 그러다가 자포자기한 심정으로 다시 원래의 나로 돌아가기도 한다. 매일같이 의지를 다지면서 습관을 바꾸는 건 참 어렵다.

어느 소설가가 이런 칼럼을 썼다. 잘 살고 싶으면 '원인이 되는 삶'을 살아야 한다고. 건강해지고 싶으면 운동해야 하고 외국어를 잘하고 싶으면 낯선 단어를 암기해야 한다. 그런데 우리는 원인이 되는 삶을 살지 않고 저절로 이뤄지기를 바라는 건 아닐까!

만약에 한번 마음먹은 일을 딱 3일만 지킬 수 있다면 작심삼일을 1년 동안 반복해도 좋다. 작심삼일로 끝났다고 그냥 포기하지 말고 느슨해진 지점에서 다시 시작해도 된다. 어렵게 만든 루틴을 손에서 영영 놓아버리기 때문에 다이어트에 실패하는 것이다.

다이어트 필살기

다이어트하는 이들이 고민하는 '치팅데이'에 관해서 이야기해보자. 치팅데이를 짧게 설명하자면 '속이다'라는 뜻의 '치팅(cheating)'과 '날(day)'이 결합한 단어로 '나를 속이는 날'이다. 다이어트 하느라 제대로 먹지 못해서 스트레스 받을 때 일주일에 하루쯤 열심히 한 보상으로 내가 먹고 싶은 것을 맘껏 먹는 날을 가지는 것이다.

"치팅데이 때 먹어도 될까요? 살찔까 봐 불안해요."

"일주일 하루씩 치팅데이를 갖는데 그래도 될지 모르겠어요."

결국 치팅데이는 적절하게 활용하면 좋고, 의미를 모르고 남발하면 요요 현상이 오기 딱 좋다.

'헬창'이라는 단어를 한번쯤 들어봤을 것이다. 헬스에 몰두하다 못해서 집착하고 가만히 앉아있는 동안에도 근육이 손실될까봐 안절부절못하는 사람을 일컫는 말이다. 사실 치팅데이는 이들이 근육 손실을 방지하고자 만들었다. 즉, 6일 동안 완벽하게 식단을 관리하고 운동도 했다면 하루 정도는 내려놓고 먹자는 것이다. 그래야 근육도 더 많이 생기고 스트레스도 풀린다는 게 이들의 주장이다. 하지만 여기서 주의해야 할 것은 이들은 전문 트레이너이거나 그와 비슷한 수준으로 운동을 엄청 많이 하기 때문에 하루쯤 먹어도 크게 지장 받지 않는다.

그런데 6일 동안 완벽한 식단 관리와 운동을 하지 않은 사람이 치팅데이를 가지면 살이 확 찔 수 있다. 특히 대사량이 높지 않은 사람이 치팅데이를 가지면 당연히 살이 찐다. 실제로 치팅데이라고 평소에 잘 안 먹던 고탄수화물, 고지방 음식을 마음껏 먹는다. 이러면 다이어트를 하지 않는 것보다 나쁜 결과를 가져올 수도 있다. 치팅데이의 핵심은 '대사량을 얼마나 유지해왔는가?', '대사량의 핵심인 체온을 어떻게 잘 유지되는가?'에 달려 있다.

소위 말하는 헬창은 운동으로 체온을 유지한다. 특히 하체운동이 체온을 유지하는 데는 큰 역할을 한다. 그런데 운동은 하지 않고 체온 유지의 기본도 지키지 않고 그저 치팅데이만 따라 해서 문제인 것이다.

결국 체온이 다이어트와 건강에서 가장 중요한 기본이자 뿌리다. 뿌리가 흔들리면 아무리 좋은 음식을 먹고 좋다는 것을 해봐도 의미가 없다. 다이어트에 성공하고 싶다면 따뜻한 물과 생강을 가까이 하면서 체온 유지에 각별히 신경 써야 한다.

살 안 찌는 체질 완성

여름보다 겨울에 체중이 많이 나가는 것은 흔하게 나타나는 현상이다. 그런데 여름과 겨울 체중이 15킬로그램 넘게 차이 나는 경우가 있었다. 여름에 어떻게든 체중을 줄였다가 가을과 겨울에 체중이 불어나는 과정을 계속 반복했다고 한다.

"근데 요즘은 전처럼 살이 안 빠지는데 왜 그렇죠? 그것 때문에 너무 힘들어요…."

그의 말을 이해할 수 있었다. 못 가져본 것을 갖는 기쁨보다 한번 가졌던 것을 잃는 상실감이 몇 배는 더 크다고 하지 않는가. 힘들게 체중을 줄였는데 이전 몸으로 돌아간다? 생각만으로도 괴롭고 안타까운 일이다. 그런데 그 비극이 너무 자주 일어난다. 다이어트 하면서 피하고 싶어도 피할 수 없이 만나게 되는 복병이 바로 요요현상이다.

왜 요요현상이 나타나는 걸까? 크게 세 가지 이유가 있다. 먼저 다이어트하면서 대사량이 줄어든 게 원인이다. 대사량이 줄어든 이유는 굶는 다이어트로 근력이 소실되었기 때문이다.

특히 하체 근육이 줄어들면 대사량은 급격히 떨어진다. 그러면 적게 먹어도 더 적게 소비하는 체질이 돼서 오히려 체중이 쉽게 늘어난다. 무작정 굶는 다이어트가 그래서 위험하다.

다음으로는 효소가 줄어서 대사가 잘 안되기 때문이다. 운동을 과하게 많이 하고 식사할 때는 칼로리를 계산해서 닭가슴살처럼 효소가 거의 없는 음식만 먹는다고 하자. 그러면 대사량이 떨어질 수밖에 없다.

자세히 설명하면 이렇다. 운동하는 동안에는 효소가 과하게 소모된다. 그런데 효소가 부족한 음식을 주로 먹으면 역시 그 음식을 소화하느라 효소가 소비된다. 그러면 장에 효소가 부족해져서 소화 효소도 배설 효소도 부족해진다. 효소가 부족해지면 대사가 더뎌진다. 특히 다이어트 후에 변비가 생겼다면 효소가 부족해서 그렇다.

마지막으로 다이어트 후에 저체온이 돼도 요요현상이 나타난다. 다이어트하면서 체온을 떨어지는 일은 여름에 많이 일어난다. 여름에 땀을 내고 운동하면서 냉수를 마시고 에어컨 앞에서 땀을 식힌다. 이때 겨드랑이 체온을 재보면 35도 근처에 있는 경우가 많다.

이렇게 체온이 떨어진 몸으로 무더운 여름이 지나고 가을바람이 불면 몸은 떨어진 체온을 조금이라도 올리기 위해서 지방을 쌓아간다. 이때 뱃살이 두꺼워지게 되는 것이다. 마치 러시아 사람들 뱃살이 두꺼워지는 것처럼 말이다.

요요현상을 예방하기 위해서는 위에서 언급한 원인을 모두 삼가면 된다. 굶는 다이어트를 하지 말고 효소가 부족해지지 않도록 신경 쓰자. 그리고 저체온이 되지 않도록 늘 몸을 따뜻하게 해주자. 요요현상 없이 건강한 몸, 날씬한 몸을 오래 유지하고 싶다면 반드시 명심해야 한다.

다이어트 중도 포기 NO

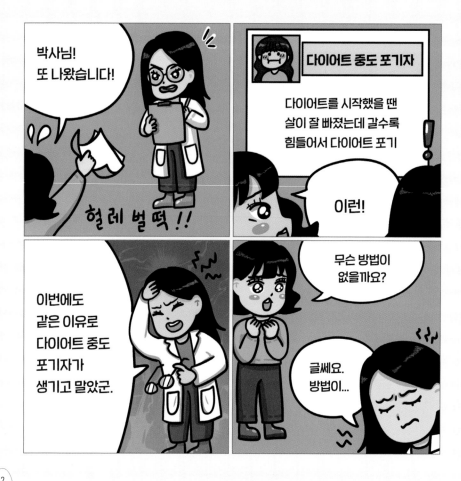

오늘부터 다이어트 필살기

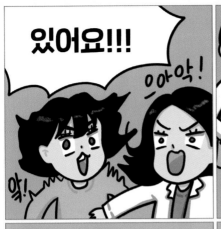

있어요!!!

으아악!

악!

탄수화물을 줄이면
우리 몸은 간과 근육의
글리코겐을 분해합니다.
그리고 이것을
포도당으로 사용하는데
이때 상당량의 수분이
빠져나가게 됩니다.

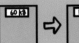

60kg ⇒ 5kg

그래서 살이
빠르게 감량돼요.
하지만!
지방을 잘 태우는
체질로 만들지 않으면 더 이상
살이 빠지지 않습니다.

이때 필요한 게

☆ 높은 체온 유지

☆ 충분한 효소

☆ 긴 공복 시간

입니다.

✓ 체온을 높이는 하체 운동을
   해야 하는 이유

✓ 효소를 보충해야 하는 이유

✓ 간헐적 단식을 해야 하는 이유

그 중에서도 가장 중요한 핵심은
☆ 간헐적 단식 ☆ 입니다.

지방을 잘 태우는 체질이
되기 위해서 간헐적 단식을
해야 합니다.

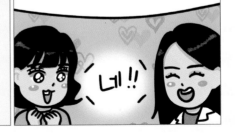

네!!

습관이 아름다움을 만든다

"칼로리를 줄이려고 엄청 노력했어요. 그런데 몇 킬로그램을 빼고 나서 조금만 칼로리를 올려서 음식을 먹으면 금세 요요가 와요."

"도대체 얼마나 칼로리를 줄여야 해요?"

동일한 칼로리라고 해서 다 같은 칼로리가 아니다. 칼로리에는 살이 찌기 좋은 칼로리가 있고 살이 잘 찌지 않는 칼로리도 있다. 심지어는 살 빠지는 데 도움이 되는 칼로리도 있으므로 칼로리를 제한해서 살을 빼는 다이어트는 이제 그만둬야 한다.

신선한 자연 그대로의 음식을 선택하되 당질은 줄이는 식사법을 잘 따르면 다이어트뿐만 아니라 건강을 위해서도 좋다. 특히 백세도 거뜬하게 넘기는 요즘 같은 시대에 나이 들어서도 건강한 것이 가장 큰 축복이다.

그러므로 젊을 때부터 요령 있게 먹어서 배고프지 않고 저절로 살이 빠지는 체질을 만들어주자. 나도 당질 제한식으로 효과를 보고 있다. 예를 들면 자주 가는 수제 버거 집이 있는데 갈 때마다 똑같이 주문한다. 패티는 두 배로, 대신에 콜라 및 감자튀김은 절대 주문하지 않는다. 심지어는 햄버거 번도 절반은 남긴다. 라면을 끊었고 면 종류도 거의 먹지 않는다. 이렇게 저탄수화물식을 실천한 지 3년이 넘어가고 있다.

2008년 세계에서 가장 권위 있는 의학 학술지 중 하나인 「뉴잉글랜드 의학 저널」에서 발표한 실험 결과가 있다. 열량을 낮게 제한한 저지방식, 열량을 제한한 지중해식, 당질제한식 세 가지를 두고 실험했다. 열량 제한을 하지 않고 오직 당질만 제한한 당질제한식이 체중 감소가 가장 뚜렷했다.

당질을 제한하면 지방이 분해되고 인슐린 분비가 줄어든다. 지방이 분해될 때는 당질을 분해할 때와 다르게 인슐린이 거의 소비되지 않는다는 연구 결과가 있다. 단백질은 소화시킬 때 많은 에너지가 소비되기 때문에 살이 빠지기 쉽다. 그러니 식사 때 탄수화물을 최대한 30퍼센트 이하로 줄여보자. 그리고 단백질과 지방은 충분히 먹자. 이렇게만 해도 효과가 바로 나타난다.

운동에 목매지 않아도, 하루 종일 굶지 않아도, 요요 없이 건강하고 날씬하게 살 수 있는 비법은 바로 당질제한식이다. 오늘부터 다시 결심하자. 고작 3일만 실천해도 좋다. 다시 결심하고 3일을 지키는 걸 계속 반복하면 된다. 다이어트 필살기는 이 책에서 다 공개했다. 실천하는 것은 여러분의 몫이다. 포기하지만 않으면 성공적인 다이어트와 건강은 모두 여러분의 것이다.

지방 분해하는 법

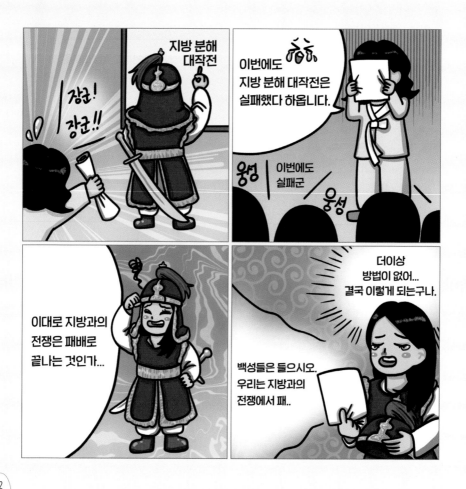

오늘부터 다이어트 필살기

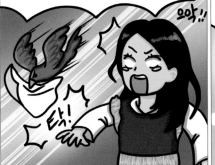

패배하긴 아직 일러요!

으악!!

탁!

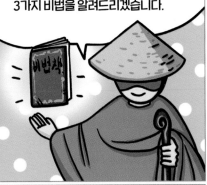

몸속 지방이 잘 분해되는
3가지 비법을 알려드리겠습니다.

비법책

비법 一

탄수화물 섭취 줄이기.
밥, 면의 양을
절반 이하로 줄이고
대신 단백질을 충분히 드세요.

비법 二

여러 이유로
운동을 못한다면
사우나 다이어트가
좋습니다.

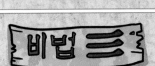

비법 三

하루 단식법이나
점심은 먹고 저녁은 굶은 채
일찍 자는 단식법은
지방 분해를 빠르게 합니다.

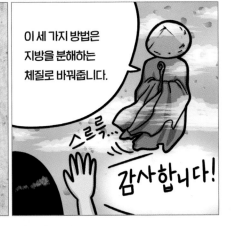

이 세 가지 방법은
지방을 분해하는
체질로 바꿔줍니다.

스르륵...

감사합니다!

다이어트 필살기 4: 해독하고 효소 가까이하기

살 빼기 최종보스 이우재 원장의

다이어트 필살기

1판 1쇄 | 2021년 7월 15일

지은이 | 이우재
펴낸이 | 박상란
펴낸곳 | 피톤치드

디자인 | 김다은   교정 | 강지희
경영 | 박병기   마케팅 | 최다음
출판등록 | 제 387-2013-000029호
등록번호 | 130-92-85998
주소 | 경기도 부천시 길주로 262 이안더클래식 133호
전화 | 070-7362-3488
팩스 | 0303-3449-0319
이메일 | phytonbook@naver.com

ISBN | 979-11-86692-68-4(13510)